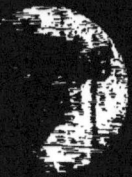

$T_c \, {}^{46}_{10}$

QUESTION PÉNITENTIAIRE.

DE L'INFLUENCE

QUE LE SYSTÈME DE PENSYLVANIE

EXERCE SUR LE PHYSIQUE ET LE MORAL DES PRISONNIERS,

ET DES MODIFICATIONS

Qu'il conviendrait d'apporter au régime actuel de nos prisons ;

Par Aug. Bonnet, D.-M.-P.,

CHEVALIER DE LA LÉGION-D'HONNEUR,

Professeur de pathologie et de thérapeutique générales à l'École de médecine de Bordeaux, membre et ex-président de la Société de médecine de la même ville, membre correspondant de la Société médicale d'émulation, de la Société de médecine pratique et de la Société médico-pratique de Paris, de la Société médicale de Douai, de la Société de médecine de Toulouse, de la Société royale de médecine de Marseille, de la Société d'agriculture, sciences et arts d'Agen, etc.

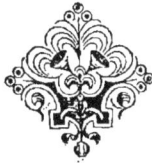

BORDEAUX,

IMPRIMERIE DE BALARAC JEUNE, RUE DU TEMPLE, 7,

ANCIEN HÔTEL DE MALTE.

Décembre, 1844.

1845

QUESTION PÉNITENTIAIRE.

PREMIÈRE PARTIE.

DE L'INFLUENCE QUE LE SYSTÈME DE PENSYLVANIE EXERCE SUR LE PHYSIQUE ET LE MORAL DES PRISONNIERS.

L'accueil favorable que la presse périodique fit , le mois de janvier dernier, à ma brochure sur les systèmes pénitentiaires, me détermine à en publier une seconde sur le même sujet. J'ai pensé qu'on me saurait gré de ma persistance à étudier et approfondir une question qui touche aux intérêts les plus chers de la société , et qui, mal comprise comme elle l'a été jusqu'ici , finirait peut-être par les cruellement froisser. Dans le cas actuel , d'ailleurs , il y a devoir en quelque sorte de profiter de la discussion dont l'emprisonnement individuel a été l'objet à la chambre des députés , et de ne pas laisser passer inaperçus les documens nombreux qu'elle nous a procurés. Naguère nous n'avions, pour apprécier les avantages et les inconvéniens du mode de réclusion que le gouvernement propose d'adopter , que des statistiques venues des États-Unis d'Amérique, et qu'on a les plus fortes raisons de taxer de partialité. Aujourd'hui, au contraire, nous sommes riches des résultats que le régime cellulaire a produits en Angleterre, en Suisse, surtout dans notre pays; et c'est précisément parce que nous connaissons ces résultats, que je me crois en droit d'établir que le projet de loi sur les prisons ne réunit pas les conditions essentielles d'une bonne réforme pénitentiaire.

La difficulté , en effet , n'était pas d'isoler les détenus et de les empêcher de communiquer entre eux , mais de trouver un moyen qui , tout en s'opposant à leur promiscuité , n'eût pas d'effets fâcheux pour leur santé, et pût concourir d'une manière efficace à les rendre meilleurs.

Or, c'est ce qui n'a pas été obtenu encore, car, outre que les systèmes pénitentiaires, sans exception, exercent une influence nuisible sur l'esprit et le corps des prisonniers , il n'en est aucun qui atteigne le but de moralisation qu'on leur prête.

Il y a loin de là , sans doute, à ce que les partisans de l'isolement publient sur ses bienfaits, la nécessité d'en multiplier les essais ; mais ce que j'avance, j'espère le prouver, et c'est pour faciliter l'intelligence des considérations auxquelles je vais me livrer, que je commencerai par rappeler que les systèmes pénitentiaires expérimentés jusqu'à présent sont au nombre de trois : le CONFINEMENT SOLITARY, *le système d'Auburn et le système de Pensylvanie.*

Le premier consiste dans l'emprisonnement solitaire de jour et de nuit, sans travail, sans relations aucunes, au milieu d'un isolement absolu ;

Le second, dans l'emprisonnement solitaire pendant la nuit, joint au travail en commun pendant le jour, sous la séparation morale du silence ;

Le troisième, dans l'emprisonnement solitaire de jour et de nuit, avec travail régulier et rapports quotidiens du détenu avec ceux qui deviennent ses supérieurs (médecin, directeur, aumônier, surveillans, etc.)

Le premier essai du *confinement solitary* fut fait à Auburn (état de New-York), en 1821 ; on l'introduisit successivement ensuite dans les prisons du Maryland, du Maine, de la Virginie et de New-Jersey : partout il eut les résultats les plus désastreux. A Auburn, sur quatre-vingts détenus, plusieurs moururent, beaucoup perdirent la raison ; les autres étaient si hâves, si décharnés, si évidemment menacés d'une fin prochaine, que les magistrats effrayés, repentans peut-être d'avoir autorisé l'application d'un régime si barbare et si meurtrier, leur firent sur-le-champ la remise du restant de la peine qu'ils avaient à subir.

Les effets déplorables de ce système durent naturellement porter à lui en substituer un qui fût à la fois plus doux et aussi capable de parer aux inconvéniens de la réclusion collective. Ce fut alors qu'à Auburn même on mit en pratique celui qu'on y suit maintenant, c'est-à-dire l'emprisonnement solitaire pendant la nuit, avec travail en commun pendant le jour, sous la séparation morale du silence. Ce régime séduisit dès l'abord ; il parut généralement réunir les conditions de répression et de moralisation que réclame la société. Aussi, ne tarda-t-il pas à être établi ; en Amérique, à Sing-Sing (New-York), à Baltimore (Kentucky), à Boston (Massachussetts), à Columbus (Ohio), à Thomaston (Maine), à Francfort (Kentucky), à Nashville (Tenessee), à Bâton-Rouge (Louisiane), à Washington (district de Columbia), à Wethersfield (Connecticut); en Europe, à Berne, à Saint-Gall, à Lausanne, à Genève, et dans quelques maisons de détention françaises où il est imparfaitement suivi.

Néanmoins, et presque dans le même temps, il y eut des villes où l'on pensa qu'il suffisait de modifier le *confinement solitary*, et qu'en ajoutant à l'isolement de jour et de nuit le travail et l'avantage de communiquer avec les employés de la prison, on atteindrait plus sûrement le but désiré que par le système du silence. C'est ce régime qui est suivi à Cherry-Hill et à Pittsburg (Pensylvanie) (1), qu'on cherche à introduire en France, et qui est en ce moment observé à Bordeaux.

Dans l'état actuel des choses, par conséquent, on ne serait divisé, au sujet de la réforme des prisons, que sur la préférence à donner, soit au système d'Auburn, soit au système de Pensylvanie, et encore, comme les économistes envoyés de Paris en Amérique se sont hautement prononcés pour celui-ci et que le gouvernement l'a exclusivement adopté, il en résulte que la question pour nous se réduit en quelque sorte à savoir si l'isolement avec travail n'exerce pas d'influence pernicieuse sur l'organisme, et s'il jouit en réalité des avantages moraux qu'on lui attribue : or, c'est sur ces deux points que je me propose d'insister.

Une première chose que je ferai observer concernant le système pensylvanien, c'est qu'il ne diffère du *confinement solitary* que par le travail, les rapports journaliers des détenus avec les employés de la prison, et que ces deux correctifs sont loin de le dépouiller de tous les inconvéniens qui se rattachent à l'isolement absolu.

Pour ce qui est, en effet, des travaux auxquels on a la faculté de se livrer dans une cellule étroite, souvent assez obscure, ils sont nécessairement de nature sédentaire, n'exercent que peu ou point le corps, et partant ne le prémunissent pas suffisamment contre les causes débilitantes qui réagissent sur lui.

A Cherry-Hill, où les cellules du rez-de-chaussée s'ouvrent chacune dans une cour, et où celles du premier étage sont, ou plus vastes, ou doublées, les détenus peuvent s'occuper de menuiserie, d'ébénisterie, de serrurerie, etc. ; mais dans les pénitenciers tels que celui de Bordeaux, il n'y a de possible que le filage, le tricotage, le tissage, la cordonnerie, la couture, etc. Ces professions, dans la vie privée, finissent par nuire à la santé, lorsqu'on s'y adonne exclusivement d'un bout de journée à l'autre, et surtout qu'on habite des appartemens bas, humides et mal espacés. A plus forte raison, en sera-t-il ainsi dans les établissemens où les prisonniers, n'ayant pour perspective que les quatre murs qui les renferment, et tourmentés par les remords, l'ennui, l'impossibilité de se soustraire à une longue détention, sont naturellement

(1) *Cherry-Hill* et *Pittsburg* sont deux prisons de Philadelphie. La première est la plus importante, et c'est probablement à cause de cela que les inspecteurs américains, de même que les commissaires du gouvernement français, ne se sont, pour ainsi dire, occupés que d'elle. On la désigne ordinairement dans le pays sous le nom de pénitencier de l'Est (*the eastern penitentiary*).

portés à la tristesse et au découragement. On a dit que la solitude stimulait singulièrement l'intelligence, et lui permettait de prendre une activité et un développement qu'on n'aurait pas même soupçonnés. Cela s'est vu quelquefois, à la suite de la solitude volontaire et dans des lieux salubres ; mais de l'isolement forcé, jamais. Nous attendons du moins qu'on en cite des exemples.

D'un autre côté, on ne naît ni tailleur, ni fileur, ni cordonnier, et les détenus qui n'ont pas de profession de cette nature, ou, si l'on aime mieux, d'état sédentaire, auront besoin qu'on leur en enseigne un. Le fera-t-on ? on le dit ; quant à moi, j'en doute fort, et je me fonde sur la difficulté même de la chose. Un métier ne s'apprend pas dans une heure, un jour, une semaine ; il faut souvent plusieurs mois, des années entières. On serait tenu d'ailleurs d'avoir pour cela des maîtres ; ces maîtres voudraient être rétribués, et le gouvernement reculerait probablement devant la dépense qu'une pareille mesure nécessiterait. Il en sera, sous ce rapport, des pénitenciers français comme de celui de Cherry-Hill, où les détenus qui n'ont pas d'état ont à se créer, seuls, sans l'intermédiaire de personne, une occupation quelconque.

Si les travaux manuels ne sont qu'un moyen précaire de neutraliser l'influence nuisible que l'isolement exerce sur l'économie, les rapports des détenus avec leurs supérieurs sont tout aussi illusoires.

Le projet de loi a beau nous dire que le médecin et l'instituteur devront visiter une fois par semaine chaque prisonnier, cela sera matériellement impossible, et voici pourquoi :

Les pénitenciers, à l'avenir, contiendront cinq cents détenus. Le moins qu'on pourra faire, en visitant ces derniers, sera de passer avec eux cinq minutes. Or, cinq minutes, multipliées par cinq cents, font deux mille cinq cents minutes, et deux mille cinq cents minutes, quarante-une heure quarante secondes. Mais, dira-t-on, le projet de loi n'exige pas que tous les prisonniers soient vus dans la même journée ; il entend simplement que chacun d'eux recevra, une fois par semaine, la visite du médecin et de l'instituteur. Eh bien ! dans cette hypothèse, il y aurait encore une matérielle impossibilité, car, pour que les employés dont il s'agit pussent voir individuellement cinq cents prisonniers dans le courant de la semaine, il faudrait qu'ils en visitassent une portion chaque jour, et cette portion ne saurait être moindre de quatre-vingt-trois ou quatre-vingt-quatre. Or, quatre-vingt-quatre, multipliés par cinq minutes, font quatre cent vingt minutes, et quatre cent vingt minutes sept heures. Leurs visites, par conséquent, prendraient quatorze heures de la journée, et si l'aumônier venait, lui aussi, à vouloir s'entretenir avec ses ouailles, il en résulterait que, sur vingt-quatre heures, il y en aurait vingt-une de régulièrement consacrées à cette seule besogne. On pourrait m'objecter, il est vrai, que si ces employés visitaient en même temps chacun une série de prisonniers, l'accomplissement de leur tâche ne nécessiterait en tout que sept heures; mais ici la chose, pour être possible, ne serait guère plus réalisable, car il n'est pas à présumer qu'on trouvât un médecin, un instituteur et un aumônier qui eussent assez de loisirs pour accorder sept heures par jour aux hôtes du pénitencier.

En admettant donc que les principaux employés de la prison fussent libres de disposer de toutes les heures de la journée, il leur serait impossible de visiter chaque détenu une fois par semaine. A plus forte raison ne le pourront-ils pas, s'il n'y a, comme le porte le projet de loi, que deux heures par jour de réservées, non-seulement pour leurs propres visites, mais encore pour celles des personnes charitables, des sociétés de patronage et des parens, y compris l'instruction scolaire, morale et religieuse, l'exercice du culte, les lectures, les promenades. Et puis, que veut-on que produise un entretien de quatre ou cinq minutes par jour ? A qui fera-t-on croire que quelques paroles banales et jetées au hasard suffiront pour consoler et améliorer un criminel ? Il n'en sera rien assurément, et en définitive ce moyen de distraction et de moralisation dont on fait tant de bruit m'a tout l'air d'une déception, mise en en avant pour diminuer ou soustraire aux yeux du public ce que le régime cellulaire a en réalité de cruel et de pénible à supporter.

Le travail et les rapports des détenus avec leurs supérieurs sont loin, comme on voit, d'ôter à l'isolement absolu les inconvéniens qu'on lui a reprochés, et qui le firent rejeter dès le principe ; ils le rendent un peu moins dangereux : voilà tout.

Ainsi donc, au lieu de s'en laisser imposer par les éloges qu'on prodigue au système de Pensylvanie, il ne faut pas perdre de vue qu'il n'est qu'*une simple modification du confinement solitary*, et qu'il n'y a entre eux d'autre différence que celle du degré.

Il ne faut pas perdre de vue non plus que les partisans de ce système ne s'étayent, en quelque sorte, que des résultats qu'il aurait fournis à Cherry-Hill, et qui se trouvent consignés dans les rapports que le docteur Franklin Bache et les inspecteurs des pénitenciers américains adressèrent au sénat des États-Unis en 1837 et en 1838. Indépendamment, en effet, que ces rapports avaient pour but de faire prévaloir la règle de Philadelphie sur celle d'Auburn, et qu'il faut n'accueillir qu'avec beaucoup de réserve les publications qui ont été rédigées sous l'influence d'une idée préconçue, tout y porte l'empreinte d'une exagération si grande, qu'on se sent, malgré soi, enclin à en suspecter la véracité.

Pour donner une idée, au reste, du degré de confiance que méritent les rapports en question, il suffira de dire qu'ils nous présentent le régime cellulaire comme exerçant une influence si favorable sur l'organisme, que plusieurs détenus, entrés malades à Cherry-Hill, s'y seraient promptement rétablis ; que d'autres y auraient recouvré la raison , et que tous s'y trouvaient bien de la solitude , ou la supportaient , sinon sans peine , du moins avec facilité. On y voit aussi que la mortalité dans ce pénitencier n'est que de 2 $\frac{1}{2}$2 pour cent , que les rares cas de folie qui s'y sont développés dépendaient de causes étrangères à l'isolement , et que la réclusion cellulaire influe si peu sur la santé , que parmi les sujets les mieux portans figuraient ceux qui étaient depuis long-temps en prison.

Eh bien ! pendant que MM. les inspecteurs et M. le docteur Bache affirmaient toutes ces belles choses officiellement , celui-ci était obligé de convenir dans son journal , d'une part : que l'emprisonnement individuel dispose à la folie , et qu'on rencontre généralement plus d'aliénés dans les pénitenciers que dans les anciennes prisons ; de l'autre , qu'il se développe de nombreuses maladies à Cherry-Hill , et que ces maladies sont : au printemps , des fièvres intermittentes ; en été , des diarrhées ; en hiver , des catarrhes , des rhumatismes, et, dans toutes les saisons, des scrofules, des dyspepsies , des affections de poitrine , compliquées pour la plupart de dérangement d'estomac et d'entrailles.

Il avance encore que quelques détenus avaient tellement souffert du froid dans leurs cellules , qu'ils auraient eu les mains gelées.

Ce n'est pas tout, des relevés pris sur les registres même de l'établissement ont procuré la certitude qu'au lieu de quelques cas de folie, dont parlent M. Bache et les inspecteurs , il y en aurait eu 106 depuis 1829 jusqu'en 1841, et, pour qu'on ne puisse pas les révoquer en doute ; voici l'ordre dans lequel ils se sont développés :

Depuis le mois d'octobre 1829, époque de l'ouverture du pénitencier, jusqu'à la fin de 1836.	16 cas de folie.	
1837.	14 sur 386 détenus.	
1338.	18	387
1839.	26	427
1840.	21	434
1841.	11	

106.

J'ajouterai à l'appui de ces réflexions que M. Charles Dickens, qui a visité tout récemment le pénitencier de Philadelphie , en fait une peinture qui ne ressemble en rien à celle que nous en ont tracée les commissaires du gouvernement. Il y a bien rencontré ce nègre qui répond, quand on lui demande lequel vaut mieux du pénitencier ou de l'ancienne prison : *C'est comme si vous me demandiez si le soleil ressemble à la lune.* Mais à côté de cet hypocrite ou de cet homme exceptionnel , il n'a vu que des malheureux dont l'état déposait hautement contre le genre de détention qui leur était infligé.

M. Dickens, il est vrai, n'a pas de caractère officiel , il n'est pas renommé entre les économistes et les *philantropes* de l'époque ; mais, en revanche, son jugement n'a pu être faussé par aucun intérêt d'amour-propre, de système ou de position , et cette circonstance, à mon avis , est une raison puissante de croire à ce qu'il nous raconte du pénitencier de Philadelphie. D'un autre côté , on aurait tort de se figurer que l'auteur de *Pickwick-Club* et *de la boutique de bric-à-brac*, comme l'a désigné ironiquement M. Gustave de Beaumont, à la chambre des députés, le 23 avril 1844 , soit un homme sans consistance et sans valeur dans son pays. L'Angleterre s'enorgueillit de ses productions ; chacun à Londres rend justice à ses nobles qualités. Quant au fragment de ses œuvres que le *Magasin Pittoresque* a reproduit et qui est intitulé : *Une visite dans un pénitentiaire américain*, je ne connais rien de plus touchant et qui aille plus à l'âme que ce petit opuscule. Tout y porte d'ailleurs le cachet de la candeur, de la sincérité, et ce n'est pas aller trop loin que d'avancer qu'on n'a nulle part tracé une peinture plus exacte des effets de la réclusion cellulaire.

Ces effets , quoi qu'on en dise , ne sont pas tels qu'on se plaît à nous les présenter : l'état déplorable de nos prisons, la démoralisation qui y règne, l'horrible propagande qu'on y prêche, ont dû nécessairement inspirer le désir de les réformer. Mais dans l'ardeur qu'on a mise à trouver un moyen d'y parvenir, on n'a songé qu'à une chose : le besoin de remédier aux dangers de la promiscuité. Les hommes même du plus haut mérite ont cédé à l'entraînement général, et n'ont presque pas tenu compte de l'influence fâcheuse que l'isolement exerce sur le physique et le moral des détenus.

L'expérience a prouvé depuis long-temps que les individus renfermés soit dans des cachots obscurs, soit dans des lieux humides, mal aérés, et où la lumière ne pénètre qu'avec difficulté , y deviennent constamment pâles, faibles et languissans ; ils s'étiolent comme les plantes privées de l'action vivifiante des rayons solaires. Au fur et à mesure que leur détention se prolonge, la décoloration de la peau augmente, des engorgemens glanduleux se manifestent , et les sujets les plus robustes finissent souvent par être atteints de scrofules, de tubercules , de scorbut, de diarrhée, d'hydropisie, etc.

Voilà ce qui arrive dans les prisons ordinaires ; pourquoi n'en serait-il pas ainsi des pénitenciers où la règle de Philadelphie est rigoureusement suivie ? A qui fera-t-on croire que la réclusion de jour et de nuit dans des cellules étroites, humides, et où l'air ne se renouvelle qu'imparfaitement, n'aura pas des inconvéniens tout aussi grands ? Nous savons d'ailleurs ce qui se passe à Cherry-Hill; les renseignemens que nous possédons aujourd'hui ne permettent pas de douter que la solitude profonde où s'y trouvent les détenus ne leur soit infiniment plus funeste sous le rapport de la santé que le mode d'emprisonnement dont on a usé jusqu'ici.

Et qu'on ne vienne pas nous opposer les statistiques que les commissaires du gouvernement ont publiées, car ces statistiques ont le défaut de nous venir de pays lointains, et d'y avoir été recueillies par des personnes plus ou moins intéressées à faire prévaloir le régime pénitentiaire qui nous occupe. Il n'en est pas une où ne perce le désir non équivoque de servir une opinion.

Ainsi, pour ce qui concerne Cherry-Hill, on cite avec complaisance ce qui, dans les écrits du docteur Bache, paraît favorable à l'isolement ; mais on nous laisse ignorer que ce médecin, malgré sa prédilection marquée pour la règle de l'établissement auquel il était attaché, avoue que la réclusion solitaire dispose à la folie, et que les cellules sans préaux exercent constamment une influence très-fâcheuse sur l'esprit et le corps des détenus (1).

On nous parle de ce nègre qui se trouve si bien entre quatre murailles ; mais on ne nous dit pas que les compagnons d'infortune de ce nègre maudissent leur triste existence à chaque instant du jour et de la nuit, que plusieurs cherchent à se la ravir, que d'autres ont été si heureux dans leurs cellules qu'ils en ont perdu la raison ou la faculté d'exprimer intelligiblement leurs pensées.

Se déclare-t-il des cas de folie dans un pénitencier, on emploie toutes les ressources du talent et de l'esprit, ou, si l'on aime mieux, d'une diplomatie fine et déliée pour en affranchir l'établissement. Ici, c'est un homme qui avait donné des signes d'aliénation avant d'y entrer ; là, un ivrogne dont les facultés avaient déjà éprouvé un commencement d'altération et d'abrutissement ; plus loin, un criminel que les remords ont privé de la raison ; ailleurs, on qualifie d'hallucinations des cas véritables de folie, etc. (2).

---

(1) Voici ce que M. Bache écrivait, le 15 février 1841, à M. Tellkampf, alors professeur au collége de l'Union à Schenecklady (New-York) : « Je considère les préaux des maisons pénitentiaires comme étant absolument nécessaires pour conserver aux détenus leurs facultés physiques et morales. »

M. Thompson, directeur du pénitencier de Cherry-Hill, émet la même opinion dans son rapport au sénat.

(2) Et à ce sujet il est bon qu'on sache que le mot *hallucination* n'exprime qu'un mode d'altération des facultés intellectuelles. On s'en sert, en effet, pour désigner toute sensation éprouvée à l'état de veille, sans l'intervention des sens et en l'absence des corps qui la provoquent à l'état normal. Un homme qui a la conviction intime d'une sensation actuellement perçue, alors que nul objet extérieur propre à exciter cette sensation n'est à portée de ses sens, est dans un état d'hallucination. Ainsi, ce fou de Charenton qui, croyant voir un de ses camarades

Quelle foi, quelle importance peut-on , je le demande, ajouter à des documens présentés dans cet esprit et avec cette impartialité ? Évidemment on n'a voulu, on n'a eu pour but que l'exaltation d'un système. La préoccupation des dangers de la réclusion collective est telle , qu'on ne voit de motifs de sécurité et de confiance que dans les pénitenciers pensylvaniens. Sans eux point de réforme ; et soit conviction , soit enthousiasme, on va jusqu'à nous dire que les prévenus seront les premiers à désirer d'y être renfermés ; que c'est le paradis après l'enfer ; qu'ils témoignent des lumières et de la philantropie de l'époque ; qu'ils sont moins une peine qu'un enseignement ; qu'on y répugne à l'emploi des châtimens physiques pour n'aspirer qu'à la régénération du coupable ; qu'on n'y touche pas au corps pour aller droit à l'âme ; qu'on y frappe juste plutôt que fort, que l'isolement part de cette idée vraie, que la solitude amène la réflexion, et la réflexion le repentir , ce qui, en réalité , constitue bien un système pénitentiaire (*pœnitere*) ; « que l'homme qui est seul se crée des relations par les objets qui l'entourent : le nuage fuyant au loin, le chant des oiseaux, le bruit du vent, un rayon du soleil, tout cela parle à son âme un langage mystérieux et divin ; il s'élève alors jusqu'aux choses saintes , et seul, dans le sanctuaire de sa pensée, il trouve pour louer Dieu des mélodies que le monde ne fournit pas aux plus chers de ses enfans.»

Rien ne prouve mieux que ces paroles combien les préoccupations systématiques peuvent influer sur les meilleurs esprits ; elles les amènent souvent à croire aux invraisemblances les plus grandes et à de matérielles impossibilités. Toutefois, puisqu'on veut absolument que les pénitenciers pensylvaniens soient des lieux de quiétude et de bonheur , citons un ou deux passages de la description que M. Charles Dickens a faite de celui de Cherry-Hill :

« Ces couloirs solitaires et le morne repos qui y règne sont affreux à contempler. De temps à autre on entend le bruit monotone du métier du tisserand ou le marteau du cordonnier ; mais les murs épais et la lourde porte du cachot étouffent bien vite ce bruit et le silence vous pèse plus lourdement encore sur le cœur!... »

» Tout prisonnier qui franchit le seuil de cette triste demeure a la tête recouverte d'un capuchon noir. C'est dans ce sombre linceul , emblème du rideau tiré entre lui et le monde des vivans, qu'il est conduit à la cellule d'où il ne doit plus sortir avant le jour fixé par la sentence. Il n'entend plus jamais parler de sa femme, de ses enfans , de sa maison , de ses amis , de la vie , de la mort

insulter et violer sa femme, se précipita sur lui et le blessa grièvement ; ce malade mystique qui s'imaginait entendre la voix de Dieu lui ordonnant de tuer son médecin ; cet ancien soldat qui se disait mort depuis la bataille d'Austerlitz, étaient des *hallucinés*.

d'une seule créature. A l'exception des officiers de la prison , il ne voit pas un être humain ; il n'entend plus le son de la voix humaine ; il est enterré vivant pour être déterré après tant d'années révolues ; mort tout ce temps , mort à toutes choses , hors aux délirantes rêveries , aux angoisses du désespoir.

» Son nom , son crime , le terme de son supplice , sont ignorés , même du gardien qui lui fait passer sa nourriture de chaque jour à travers un guichet. Le numéro inscrit au-dessus de la porte de sa cellule et dans le registre tenu par le gouverneur de la prison, registre dont le chapelain a un double , voilà le seul index de son histoire. A l'exception de ce chiffre , personne ne tient compte de son existence. Il n'a aucun moyen de savoir , jusqu'à l'heure de sa sortie définitive, dans quelle partie de la prison est située la cellule où doivent s'écouler peut-être dix longues années de sa vie. Il ne sait pas davantage quel homme habite près de lui ; il ignore même si, durant les interminables nuits d'hiver , il existe un être humain dans son voisinage. Il peut se croire jeté dans quelque coin obscur et désert de l'immense geôle , séparé par des murs, des passages , des grilles , de son plus proche voisin de captivité (1). »

Il importe de dire aussi que cet écrivain affirme que la plupart des détenus qui lui furent présentés étaient dans un état de pâleur, de faiblesse et d'amaigrissement remarquables. L'un d'entre eux avait l'air d'un spectre ; d'autres ressemblaient à de véritables automates , etc.

Il affirme encore que le système nerveux et l'intelligence reçoivent presque toujours une atteinte profonde de la réclusion cellulaire prolongée. Le plus grand nombre des prisonniers lui parurent atteints d'un tremblement nerveux , qui les empêchait de signer leur nom ; quelques-uns étaient devenus à peu près sourds.

En supposant, au reste, que les faits qu'il a avancés n'eussent pas ce cachet d'authenticité et de sévérité d'observation qui permet seul d'établir une conviction , je rappellerai que les documens recueillis à Cherry-Hill dont on s'étaye le plus émanent du docteur Bache, des inspecteurs, des directeurs du pénitencier , et que ces messieurs , puisqu'il faut parler net , ne méritent aucune confiance.

M. Bache , parce que, d'une part, il écrit au sénat que la réclusion solitaire est d'une innocuité complète , et que , de l'autre , il lui expose que si l'on n'ajoute pas à chaque cellule une petite cour de vingt à trente pieds de long, l'isolement , même tempéré par le travail, exercera constamment l'influence la plus fâcheuse sur l'esprit et le corps des prisonniers. L'une de ces assertions est nécessairement contraire à la vérité (2,.

(1) *Magasin Pittoresque*, douzième année, janvier 1844.
(2) Et je ne crains pas d'avancer que c'est la première. Voici du res-

Les inspecteurs, parce qu'ils affirmaient au sénat, en 1838 , qu'il fallait avoir une assurance peu commune pour prétendre qu'il y eût des aliénés au pénitencier de l'Est (1), alors qu'on y en comptait en ce moment dix-huit, dont dix avaient perdu la raison après un séjour moyen de cinq mois , et huit après une détention de deux ans (2) ; parce que leur sixième et septième rapports se contredisent et s'annullent réciproquement (3) ; parce qu'après avoir nié obstinément qu'il y eût des fous à Cherry-Hill, ils avouent, dans leur neuvième rapport, que, depuis 1829 jusqu'en 1837, il y a eu chaque année des cas d'aliénation mentale (4) ; parce que tandis qu'ils constataient, pour l'année 1839, un état sanitaire satisfaisant, la société de Boston publiait de son côté que, sans compter soixante-treize cas de maladies qui existaient antérieurement à l'entrée des condamnés, il y en avait 196 de graves , ce qui donne un malade sur deux détenus ; parce qu'enfin M. Elvée , membre du comité législatif et du comité investigateur , nous a dévoilé, dans son histoire du pénitencier de l'Est , la partialité et l'inexactitude de leurs rapports.

C'est M. Elvée qui découvrit qu'à Cherry-Hill les prisonniers insubordonnés ou criards étaient soumis à un genre de torture qu'on appelle le *bâillon de fer* (*iron-gag*), et que le nommé Mackumsey venait d'y succomber. « Aucune enquête ne fut faite, dit-il, et lorsque deux employés cherchaient à ramener ce malheureux à la vie, le directeur, M. Wood , leur recommanda le secret ; circonstance qui

te sur quoi je me fonde. M. Bache ne mentionne que seize cas de folie dans son rapport au sénat, pour les années 1830, 1831, 1832, 1833, 1834, 1835, 1836 et 1837, c'est-à-dire pour tout le temps qu'il a été médecin de Cherry-Hill. Or , seize cas de folie survenus dans l'espace de sept ans, et au milieu d'une population nombreuse de prisonniers, seraient peu de chose ; ils n'eussent pas autorisé surtout M. Bache à réclamer avec tant d'insistance l'adjonction d'un préau à chaque cellule , et à écrire , ainsi qu'on l'a vu plus haut (page 8) : « Je considère les préaux des maisons pénitentiaires comme étant absolument nécessaires pour conserver aux détenus leurs facultés physiques et morales. »

Si ce médecin a émis une pareille opinion dans son rapport au sénat et dans une de ses lettres, c'est qu'il y avait eu en réalité plus de seize cas de folie à Cherry-Hill depuis le mois d'octobre 1829 jusqu'en 1837, et que , cédant au cri de sa conscience , il a voulu qu'au moins pour l'avenir la position des détenus fût améliorée.

(1) Rapport des inspecteurs pour l'année 1838.
(2) Rapport du médecin de la prison pour l'année 1838.
(3) Cela sera prouvé plus bas.
(4) Le neuvième rapport contient l'aveu que depuis 1829 jusqu'en 1837, il y a eu chaque année des cas d'aliénation mentale à Cherry-Hill.

fut attestée devant le comité législatif par deux témoins, Williams Griffith et Léonard Phleger, l'un employé, l'autre aide (1). »

Tels sont les motifs qui me déterminent à répudier les assertions des employés de Cherry-Hill, et qui, à mes yeux, diminuent beaucoup la valeur de celles des commissaires du gouvernement, non assurément que je suspecte en rien leur bonne foi, mais parce qu'ils ne s'appuient que du témoignage des employés dont je viens de parler, c'est-à-dire, d'hommes qui, comme l'affirme M. Elvée, étaient éminemment intéressés à taire la vérité.

Quel que soit, au surplus, le désir qu'on ait de rendre hommage à l'activité de leur zèle et à l'importance de leurs travaux, on ne saurait s'empêcher d'être surpris du peu de sévérité qu'ils mettent dans l'appréciation des faits.

S'agit-il de la mortalité, qui, d'après les registres même de Cherry-Hill, y serait de plus de 5 p. 0|0? Ces messieurs se livrent à des calculs qui tendent à démontrer qu'elle est, pour la population blanche, de 2,028 pour cent ; pour la population noire, de 6,780 pour cent ; puis, défalquant d'un trait de plume ce qui est relatif à cette dernière, ils posent résolument en principe que les décès sont, au pénitencier de Philadelphie, dans la proportion de 2,028 pour cent.

La société de Boston publie-t-elle qu'en 1839, indépendamment de soixante-treize cas de maladies qui existaient antérieurement à l'entrée des condamnés, il y en avait 196 de graves, ce qui donne un malade sur deux détenus ? ces messieurs répliquent : « 1° que les 196 atteintes dont on parle sont *de toutes sortes*, sérieuses ou légères ; 2° qu'en déduisant les maladies constatées à l'admission, ces 196 atteintes se réduisent à 128 *items*; 3° que ces 128 *items* se répartissent sur trois ans et demi, ce qui fait trente-six *items* par an seulement ; 4° que ces 128 *items* ont atteint quatre-vingt-dix-huit prisonniers, ce qui fait que les *deux tiers* de ces quatre-vingt-dix-huit ont été sans maladie durant l'emprisonnement, et qu'un tiers ont eu chacun un *item* seulement de maladie par an. » (Moreau-Christophe, journal *la Presse*, du 25 avril 1844 (2).)

---

(1) Ce fait a été nié d'abord ; mais la société de Boston le confirme dans son rapport de 1843 ; elle dit qu'il est résulté de son examen que le nommé Mackumsey, qui avait été soumis au bâillon de fer, était mort peu de jours après, mais qu'il n'était pas absolument établi qu'il fût mort de cette torture.

(2) Je ne sais si le lecteur aura pu se débrouiller au milieu de ce déluge de chiffres et d'*items*; mais il a dû sans aucun doute s'apercevoir de la singularité et de la faiblesse de cette argumentation. En tous cas, je lui ferai observer que la société de Boston, qui s'étaie de la même autorité que M. Christophe, c'est-à-dire du rapport du médecin du pénitencier de Philadelphie, ne parle pas des soixante-treize cas de ma-

Découvre-t-on qu'au lieu de seize cas de folie, qu'on affirmait s'être développés seulement à Cherry-Hill, il y en a eu quatre-vingt-dix de plus ? On se tire d'affaire, en prétendant que la plupart de ces cas dépendaient de causes étrangères à l'établissement, comme une folie préexistante à la mise en cellule, l'ivrognerie, le remords, le vice solitaire, une épidémie, etc.

Cette manière d'argumenter évidemment n'est pas sérieuse, et l'on pourrait presque se dispenser de la réfuter. Toutefois elle a pris tant de faveur en certains lieux, que je crois de mon devoir d'objecter relativement :

§ I. — A la mortalité : — Que la moyenne des décès à Cherry-Hill n'est pas de 2,028 pour cent. Il suffit, pour s'en convaincre, de jeter les yeux sur les chiffres suivans :

En 1858 sur 402 détenus, 26 décès 1 sur 15 1|2, à peu près 6 1|2 p. 100.
     1840 sur 576   —   22 — 1 sur 17 —
     1841 sur 553   —   17 — 1 sur 19 2|5 (1).

Les nègres, d'ailleurs, sont des hommes ni plus ni moins que les blancs, et dès le moment qu'on les soumet comme eux à la réclusion cellulaire, il est de toute justice qu'on tienne compte des fâcheux résultats que celle-ci a produits sur leur santé. Si l'on s'y

ladies antérieures à l'entrée des condamnés, comme devant être retranchés des 196 qui survinrent plus tard ; elle les présente au contraire comme en étant entièrement indépendans. Elle ne dit pas non plus que les 196 cas dont il s'agit ici se sont manifestés dans une période de trois ans, mais bien dans le courant de l'année 1839. J'ajouterai qu'il est difficile de savoir ce qu'entend M. Christophe par ces **128** *items*, *qui auraient atteint quatre-vingt-dix-huit prisonniers* ; toutefois s'il veut dire par là que sur 128 détenus, il y en a eu quatre-vingt-dix-huit de malades[1], il a tort de prétendre que les deux tiers de ces 128 prisonniers ont été sans maladies durant l'emprisonnement. C'est simplement un tiers, soit une trentaine, qu'il aurait dû dire.

(1) *Documens officiels relatifs au pénitencier de Philadelphie*, traduits, par ordre de M. le comte Duchâtel, ministre de l'intérieur, par M. Moreau Christophe, inspecteur-général des prisons ; page 74. Je m'étaie de ces documens, pour n'être pas, comme l'année dernière, taxé d'inexactitude devant les chambres par le ministre ou M. de Tocqueville. Mais il est bon qu'on sache qu'on les a tronqués, qu'on en a supprimé des passages nombreux défavorables au système cellulaire, et que malgré tout le mal qu'on s'est donné pour les dépouiller de ce qu'ils avaient de contraire à ce système, on n'a abouti en définitive qu'à faire que plusieurs d'entre eux se contredisent et s'annullent réciproquement. Il eût été d'ailleurs d'une stricte et louable impartialité de les compléter par des documens publics, dont l'authenticité n'est pas contestée en Amérique, notamment l'*Histoire du pénitencier de l'Est*, par M. Elvée; or, c'est précisément ce qu'on semble avoir pris à tache d'éviter.

était pris de cette façon, on serait arrivé au chiffre de 8,808, et non à celui de 2,028 pour cent, dont on se complaît à tirer vanité.

Ceci, du reste, est parfaitement en rapport avec le résumé qui termine le travail intitulé : *Documens officiels relatifs au pénitencier de Philadelphie ;* ce résumé constate qu'il est entré à Cherry-Hill, depuis son ouverture jusqu'en 1842, 1,622 détenus, et qu'il en est mort 137. Or, sur 1,622 détenus 137 morts, c'est 1 sur 12, ou 8 p. 100.

§ II. — A la publication de la société de Boston : — Que les membres de cette société offrent toutes les garanties désirables d'indépendance et de loyauté scientifique, et partant qu'on n'a pas de motifs plausibles de révoquer en doute leurs assertions ; j'ajouterai qu'il est d'autant plus possible qu'il y ait eu en 1839 un malade sur deux détenus à Cherry-Hill, que, d'après le médecin de cette prison, il en aurait été absolument ainsi deux ans plus tard. Le rapport de ce médecin, pour l'année 1841, nous apprend, en effet, que parmi les condamnés qui ont été mis en liberté pendant l'année, quatre-vingt-huit sur cent étaient très-bien portans, et que parmi ceux que renfermait l'établissement durant la même période, 50 p. 100 seulement étaient dans le même cas. Or, si au lieu de s'en laisser imposer par cette manière insolite et peut-être calculée de grouper les chiffres, on cherche à s'assurer de leur véritable signification, on s'apercevra sans peine que dès le moment que, sur cent condamnés sortans, il n'y en avait que quatre-vingt-huit en bonne santé, le reste devait être dérangé, et que par conséquent les malades parmi eux étaient dans la proportion de 8, 33 p. 100. De même, si, parmi les prisonniers non libérés, cinquante seulement sur cent se trouvaient bien portans, il est clair que les malades dans l'établissement étaient dans la proportion de un sur deux détenus (1).

§ III.— Aux cas de folie : — Qu'en Amérique comme en France, on ne condamne pas les fous, qu'on les met dans une maison d'aliénés, et partant que tout ce qu'on a dit des prisonniers qui étaient privés de la raison ou avaient donné déjà des signes non équivoques de folie, au moment de leur entrée à Cherry-Hill, doit être regardé comme non avenu (2). — Que si l'habitude de l'ivresse occa-

(1) Ce qu'il y a de plus curieux dans tout cela, c'est que les rédacteurs de la *Revue Pénitentiaire*, citent ce rapport pour prouver, *que la santé se rétablit plutôt qu'elle ne se détériore dans les pénitenciers pensylvaniens.* (*Risum teneatis, amici !*)

(2) Un député ayant dit à la chambre qu'il n'y avait pas aux États-Unis d'établissemens publics pour recevoir les aliénés pauvres, et qu'on les mettait dans les pénitenciers, il importe qu'on sache que c'est une erreur. A Philadelphie, les fous qui sont pauvres sont reçus à l'hôpital des pauvres, qu'on nomme *Alms-House*, et qui est situé dans *Spreece-*

sionne quelquefois la folie, cela ne saurait être dans un pénitencier où les détenus ne boivent que de l'eau ; — qu'on ne peut juger de la part que prennent les remords à la production de la folie que par le dire des prisonniers, et que leurs assertions n'offrent aucune garantie de sincérité ; — que le vice solitaire occasionne rarement la folie dans la vie privée ; qu'il doit en être de même dans une cellule. Dans le cas contraire, d'ailleurs, le système de Pensylvanie n'en recevrait pas une solidité plus grande ; car si l'on admettait une pareille hypothèse, on serait évidemment tenu d'en induire, avec M. le marquis de Larochefoucauld-Liancourt, que c'est la solitude qui, par l'intermédiaire d'un vice déplorable, produit alors l'aliénation mentale.

Pour ce qui est de cette prétendue épidémie de folie, qui, selon M. de Tocqueville, aurait commencé en 1837 et durait encore en 1842, elle seroit à la charge de l'encellulement au lieu de le disculper. Une épidémie ne se déclare dans un établissement public que tout autant que les individus qui l'habitent s'y trouvent soumis aux mêmes influences morbifiques, et le nombre des malades, en pareille occurrence, est toujours en raison de l'intensité de ces dernières. Si donc, il s'est développé jusqu'ici chaque année un grand nombre de cas de folie à Cherry-Hill, c'est que l'isolement de jour et de nuit est, pour beaucoup de détenus, un supplice, une torture, qui frappe l'âme quand elle n'atteint pas le corps, et finit par amener la perte plus ou moins complète de l'intelligence.

On objectera à cela, sans doute, que les cas de folie avaient été très-rares dans les pénitenciers de Philadelphie avant 1837, et qu'en 1843 il n'y en a pas eu du tout, ainsi que le constate le rapport que le docteur Bradfort a envoyé à M. Christophe. J'ai déjà dit et démontré qu'il y avait eu à Cherry-Hill plus de cas de folie qu'on ne prétendait, depuis le mois d'octobre 1829, époque de son ouverture, jusqu'au 1er janvier 1837. Quant au rapport de M. Bradfort, il en est probablement de ce document comme de ceux du même genre que ses prédécesseurs ont adressés au sénat, et dont on connaît aujourd'hui le peu de véracité. En supposant d'ailleurs qu'il ne se fût développé aucun cas de folie à Cherry-Hill en 1843, cela ne dirait rien pour le passé et pour l'avenir.

M. Tocqueville insinue également que le nombre et la promptitude des guérisons obtenues par M. le docteur Darrach permettent de douter qu'il ait eu affaire à de véritables cas de folie. A ce

Street, entre la huitième et la neuvième rue. On les reçoit aussi à l'hôpital de la ville, qui est dans *Pine-Street*, entre la huitième et la neuvième rue.

sujet , je pourrais me borner à répondre qu'il n'est donné à personne de fixer les limites du possible , et qu'en médecine les succès cliniques ne prouvent qu'une chose : l'habileté de celui qui les obtient. Mais je ne vois pas pourquoi on refuserait d'admettre que des cas de folie , développés sous l'influence de l'encellulement et pris en quelque sorte à leur début , ne céderaient pas rapidement à une médication appropriée. Il y a eu jusqu'à présent six détenus qui ont perdu la raison dans la prison départementale de la Gironde. Eh bien ! plusieurs de ces malheureux ont éprouvé un soulagement presque immédiat à leur entrée à l'hôpital. S'ensuit-il de là qu'ils n'étaient pas fous ? Non certes ; tout ce qu'il est possible d'en induire, c'est que la folie qui dépend de la réclusion solitaire guérit plus vite et plus souvent que celle qui se développe dans l'état de liberté. Le docteur Woodward s'est demandé si dans une cellule la raison ne se perd pas par suite de son défaut d'activité , et si ce n'est pas pour cela qu'elle revient d'elle-même aussitôt qu'on a élargi le prisonnier. Il doit en être ainsi chez un certain nombre de sujets; mais il est plus que probable que la promptitude et la fréquence du rétablissement des aliénés, en pareil cas , tiennent en grande partie à ce que la cause de la folie est alors évidente , palpable, et qu'il est facile d'y soustraire un détenu. Elles tiennent aussi à ce que cette cause est le plus communément unique, et qu'on ne lui laisse pas le loisir de troubler d'une manière profonde et durable les fonctions de l'entendement. Dans un pénitencier, on prend le mal à son début, et l'on sait positivement ce qui le détermine ; dans la vie sociale , au contraire , son origine est généralement obscure , multiple, difficile à préciser , et l'on n'est pour l'ordinaire appelé à le combattre qu'au bout d'un temps plus ou moins long , c'est-à-dire quand le cerveau n'est plus susceptible de recouvrer son intégrité normale. Voilà , selon moi , ce qui fait que la folie produite par l'encellulement guérit plus vite, plus souvent que celle qui est due à une autre cause, et , si je ne me trompe , je ne serai pas le seul de cet avis.

Mais ce n'est pas simplement à Philadelphie que le régime cellulaire a exercé une influence fâcheuse sur le physique et le moral des détenus : partout où il a été mis en pratique ses résultats ont été désastreux.

En 1840, le pénitencier de New-Jersey, où prévaut la même règle, compta douze cas de folie sur 152 détenus.

A Rhode-Island, les accidens se sont tellement multipliés sous l'empire du système pensylvanien , qu'on a fini par l'abandonner. Il y a eu six cas de folie sur 37 détenus.

A Lausanne, où , de 1834 à 1842 , cent trois prisonniers, dont 85 hommes et 18 femmes, furent soumis au régime cellulaire, tempéré par le travail , il y eut neuf décès et dix cas de folie (1).

_____

(1) *De la réclusion dans le canton de Vaud et du pénitencier de Lau-*

En Angleterre on fit d'abord l'épreuve du système pensylvanien dans la prison de Milbank. En dix-huit mois, quinze détenus succombèrent et perdirent entièrement la raison. « L'on se décida alors à modifier la règle de la maison ; la durée de l'emprisonnement solitaire fut limitée à trois mois pour chaque détenu : et, après cette période, il leur fut permis de causer entre eux aux heures de récréation. Cette réforme date du mois de juin 1841, et, pendant les dix-huit mois qui suivirent, cinq cas de folie seulement se déclarèrent dans la maison (1). »

Il y a un peu plus d'un an maintenant que la prison modèle de Pentonville est habitée, et déjà il a fallu transférer à l'hospice de Bethleem trois détenus qui étaient devenus fous ; ces trois cas de folie se sont déclarés en moins de six mois (2).

Personne n'ignore enfin que plusieurs journaux ont publié que sur trente détenus politiques qui avaient été renfermés dans la prison du Mont-Saint-Michel, il y a eu dans l'espace de quatre ans deux suicides, une tentative de suicide, quatre cas de folie, deux d'idiotisme, et sept cas de maladies chroniques tellement graves, qu'on a dû envoyer ceux qui en étaient atteints dans des lieux plus salubres.

La presse ministérielle, il est vrai, a long-temps contesté l'exactitude de ces faits. M. de Tocqueville lui-même a cherché à en diminuer la valeur ; mais ce qu'il a dit dans ce but équivaut plutôt à un aveu qu'à une dénégation. Il importe fort peu que ce soit par mesure disciplinaire que les condamnés dont il s'agit ici aient été *soumis à des peines d'une cruauté inouïe*, et emprisonnés dans *des cachots affreux du moyen-âge*, ou *de petites cellules au haut de l'édifice* (3) ; l'essentiel est qu'ils aient supporté ces peines et subi les rigueurs de l'isolement : or, c'est ce que ni M. de Tocqueville, ni M. le ministre de l'intérieur n'ont pu dénier.

On me rendra, j'espère, la justice de croire que si je parle du Mont-Saint-Michel, c'est uniquement pour le besoin de ma cause et non dans une pensée d'opposition. Je n'ignore pas qu'il y a des crimes qui appellent sur leurs auteurs toute la sévérité des lois, et qu'un gouvernement sage ne peut se dispenser de punir. La morale

sanne, par le docteur Verdeil, membre du grand conseil, vice-président du conseil de santé, membre de la commission des hospices et des établissemens de détention dans le canton de Vaud.

(1) Mémoire que M. Léon Faucher a publié dans le numéro de février 1844 de la *Revue des Deux-Mondes*.

(2) Et cependant le régime qu'on suit dans cette prison est infiniment moins sévère que celui de Cherry-Hill.

(3) Ce sont les expressions même de M. de Tocqueville. (Voyez le *Moniteur* du 27 avril 1844, page 1,110, troisième colonne.)

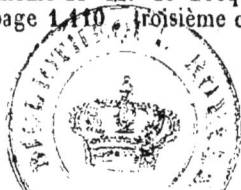

2

publique , l'intérêt des familles , la sécurité de l'état , lui font un
devoir d'être inflexible , du moins d'abord , quitte plus tard à user
de mansuétude et de clémence , comme on vient de le faire dernièrement à l'égard de presque tous nos condamnés politiques ; mais il
n'en est pas moins vrai que le régime cellulaire a exercé la plus
fâcheuse influence sur les détenus du Mont-Saint-Michel. Ce fait
n'est pas contesté. Seulement on l'explique par la qualité des prisonniers plutôt que par le genre de réclusion.

Les condamnés politiques , assure-t-on, s'accommodent mal de la
solitude , parce que leur exaltation , leur violence , leurs principes , l'habitude qu'ils ont de se mêler aux agitations du forum ou
de la rue , leur rend l'isolement on ne peut plus pénible à supporter. L'ennui , l'irritation , la colère , le désappointement , les conduisent tôt ou tard à la mort ou à la folie , tandis que les criminels
vulgaires , qu'une misère native ou provoquée familiarise avec les
privations et la douleur , trouvent dans cette circonstance des motifs puissans de résignation , et ont par cela même plus de chances
d'atteindre la fin de leur peine.

Il y a du vrai dans ces réflexions : on ne saurait nier que certains tempéramens, certaines constitutions, une vie de labeurs et
de souffrances , ne soient propres à pallier les effets funestes de
l'encellulement. Il est hors de doute, par exemple, que ce mode de
réclusion est une peine comparativement légère pour les hommes
stupides, grossiers ou endurcis à la fatigue et au travail , tandis
qu'il constitue un châtiment terrible pour les individus dont l'esprit est cultivé et la sensibilité développée. On s'accorde aussi à reconnaître que les climats modifient l'organisme de telle sorte, que
ce qui serait d'une innocuité plus ou moins complète dans une
contrée, pourrait devenir fort nuisible dans une autre : c'est ce
qui donne lieu de penser à beaucoup de monde que les habitans du
nord de l'Amérique et de l'Europe , qui sont naturellement froids
et flegmatiques, s'accommoderaient généralement mieux de la solitude que les Français et les aborigènes des pays méridionaux.
Tout porte à présumer encore que les doctrines consolantes du
christianisme ne contribueraient pas peu à rendre moins pénibles
les rigueurs de l'isolement. Mais, après cela, il convient de faire observer qu'on rencontre, dans les prisons politiques, des gens de tous
les tempéramens et de toutes les humeurs , de toutes les classes et
souvent de tous les pays, des ignorans et des hommes instruits, des
gens grossiers et des personnes bien élevées ; en un mot, que sous
le rapport physique et intellectuel, les détenus y sont dans les mêmes conditions, en quelque sorte , que dans les autres prisons, et
que si l'on en excepte un très-petit nombre , ils n'ont pas plus à
souffrir de la solitude que les criminels ordinaires. Il y a donc une
parité assez exacte entre le genre de détention auquel ont été soumis quelques prisonniers au Mont-Saint-Michel , et celui dont on

use à Cherry-Hill. Ce que l'on a reproché à l'un peut parfaitement être imputé à l'autre.

Le Mont-Saint-Michel n'est pas le seul établissement en France où l'on ait mis en pratique le système de Pensylvanie. On le suit également à Paris, rue de la Roquette, à Clairvaux, à Senlis, à Tours, à Vannes et à Bordeaux.

La première de ces prisons ne renferme que des enfans, et partant n'est guère propre à fournir des documens pour ou contre l'isolement appliqué à des individus adultes ou d'un âge plus avancé. Il y a trop de différence entre des enfans, qui ignorent ou commencent la vie, et des hommes faits, pour que ceux-ci puissent être modifiés de la même manière par la solitude.

Toutefois, comme les partisans du système pensylvanien ont beaucoup insisté, à la chambre des députés, sur ce pénitencier, il est bon qu'on sache que les résultats qu'on y a obtenus, loin d'être aussi avantageux qu'on le prétend, sont, au contraire, on ne peut plus déplorables. En effet, quoique, pour adoucir les rigueurs de l'encellulement, on ait dans cette maison ajouté au travail des correctifs, tels que les visites des parens, une instruction morale et élémentaire, des promenades quotidiennes d'une demi-heure, et l'espoir d'être mis en liberté provisoire par une bonne conduite, la mortalité n'y aurait pas moins été, d'après le rapport que M. Benjamin Delessert a publié, le 6 février 1843,

En 1840, de 40 enfans sur 455, soit   8,79 p. 100.
1841, de 48 — sur 450, soit   10,64
1842, de 37 — sur 433, soit   8,54

Les personnes étrangères à la médecine ne se pénètrent pas assez de ce que de pareils chiffres ont d'effrayant : une mortalité de dix pour cent équivaudrait pour Paris à 120,000 décès par an (1), soit 10,000 décès par mois. S'il périssait dix mille individus par mois dans la métropole, elle serait bientôt déserte : la plupart de ses habitans se hâteraient de fuir, et d'aller sous un ciel plus hospitalier.

Et qu'on ne vienne pas nous dire qu'il en était ainsi ou pire avant la mise en pratique du régime cellulaire dans cette prison ! Le rapport de M. Bérenger, du 12 juin 1836, fait foi à cet égard; il fournit les chiffres suivans :

En 1832, sous l'ancien régime, sur 276 jeunes détenus, il n'y eut que 2 décès dans l'année. . . . . } soit 1 sur 138.

(1) Je suppose que la population de Paris est de 1,200,000 âmes, et je crois être dans le vrai.

En 1834, sous le régime en commun, sur 380 détenus, il y eut 11 morts   1   34

En 1835, sous le système du silence, sur 382 détenus, il y eut 20 décès.   1   19

Ainsi , alors qu'il y périssait seulement :

sous l'ancien régime.. . . . .   1 détenu sur 138
sous le régime en commun..   1   »   sur 34
sous le système du silence..   1   »   sur 19

il y en meurt habituellement , depuis qu'on y suit la règle de Philadelphie : 1 sur 11 , 1 sur 10.

Si le chiffre des décès qui ont lieu à la maison centrale d'éducation correctionnelle de Paris est vraiment effrayant, celui des maladies qui s'y manifestent ne l'est pas moins. Elles consistent, comme dans les pénitenciers américains , dans des affections scrofuleuses , des engorgemens , des diarrhées , des hydropisies, etc.

Après cela , n'est-il pas pour le moins singulier que M. de Tocqueville nous présente la prison de la rue de la Roquette comme militant puissamment en faveur du système pensylvanien ? Allez à la Roquette , s'écriait-il naguère à l'académie des sciences morales et politiques. Eh bien ! nous nous y rendrons ; mais ce sera pour lui répondre qu'une prison où il meurt 48 enfans sur 450 devrait être fermée. Un Anglais avait dit déjà : *Si nous avions une maison semblable en Angleterre , nous la ferions raser* (1).

L'administration donne si peu de publicité aux faits qui dans nos

(1) On pourrait , à bon droit , s'étonner également que le conseil général de la Seine se soit étayé de la maison des jeunes détenus , et même ne se soit étayé que d'elle pour motiver les éloges qu'il a prodigués au système cellulaire , dans sa séance du 13 novembre dernier. (Voyez *le Moniteur* du 23 novembre 1844.) Ce conseil , il est vrai , s'exprime, sur le compte de la Roquette , de manière à faire croire qu'il y a recueilli des documens nouveaux et que nous ignorons; mais outre qu'il ne précise rien , et qu'il se borne à affirmer , *les épreuves , qui* , d'après lui , *auraient eu lieu pendant quatre ans sous ses yeux* , sont parfaitement connues : on sait qu'elles n'ont procuré d'autres résultats que ceux qui se trouvent mentionnés dans les rapports de M. Bérenger , de M. Benjamin Delessert , et dont je viens de parler. Ainsi , le vœu , la conviction , je dirai presque l'enthousiasme du conseil général de la Seine , au sujet de l'emprisonnement individuel , n'ont pour base que des faits qui , évidemment , devraient provoquer l'abandon de ce mode de réclusion.

Voilà pourtant une autorité que le ministre et M. de Tocqueville ne manqueront pas d'invoquer à la session prochaine , et qui , si la question pénitentiaire n'était pas plus élucidée maintenant que l'année dernière , exercerait probablement une grande influence sur la délibération des chambres.

prisons militent contre le système cellulaire, et l'on s'est si peu préoccupé de Clairvaux sous ce point de vue, qu'il m'avait été absolument impossible de savoir jusqu'à présent si la solitude y avait eu de fâcheux résultats; mais il paraît qu'elle y en aurait produit de plus terribles qu'ailleurs, car, d'après le *Journal de la Meuse*, sur 26 condamnés que la cour d'assises de Saint-Mihiel y a envoyés en 1843, il en serait mort déjà 16. Ce journal, en effet, a consigné l'article suivant dans un de ses derniers numéros.

« Chaque année, dit-il, la cour d'assises de Saint-Mihiel envoie dans la maison de Clairvaux son contingent de détenus réclusionnaires. Au mois de septembre 1843, elle y envoyait encore vingt-six malheureux condamnés. Eh bien ! depuis ce temps, c'est-à-dire depuis quatorze mois, seize ont succombé. Ces seize hommes, morts à la peine, rongés par les tortures sans nom et sans fin qu'éveillent au cœur de tout être humain le désespoir et l'isolement, étaient pour la plupart pleins de santé, de jeunesse, de vie. Les uns avaient vingt ans, d'autres dix-huit ans ; d'autres avaient des formes d'hercule et des poitrines de centaure. Ils sont morts chétifs et hâves, minés par les engourdissemes de la plus affreuse atonie.

» Parmi ces malheureux, il y en avait sur lesquels les prisons ne devaient rester fermées que peu d'années. »

Les pénitenciers de Senlis, de Tours, de Vannes et de Bordeaux étant destinés à ne recevoir que des prévenus ou des condamnés à moins d'un an et un jour de prison, il semblerait que l'isolement n'aurait pas dû y produire de fâcheux résultats. Cependant chacun d'eux a fourni déjà des faits qui déposent hautement contre ce genre de punition. Les journaux ont parlé dernièrement de trois cas de suicide, qui auraient eu lieu un à Tours et deux à Senlis. Voici venir M. le préfet du Morbihan, qui, dans un rapport qu'il a lu cette année au conseil général de son département, s'exprime en ces termes au sujet de la maison d'arrêt de Vannes :

« On ne peut s'empêcher d'admirer, au premier abord, l'ordre, la propreté, la discipline, le silence, qui règnent dans la maison d'arrêt de Vannes, et cependant les conséquences de ce régime sont telles qu'il sera peut-être nécessaire de le modifier. Au bout de quelques mois de détention, la santé des jeunes femmes éprouve presque toujours un dérangement inquiétant : on a constaté que, sur 443 femmes reçues depuis un an dans la maison centrale, quarante-six avaient été atteintes de vomissemens et de crachement de sang ; que treize étaient phthysiques, et que trente avaient des dispositions à la phthysie ; que le nombre des folles furieuses était de huit, et que vingt autres détenues étaient idiotes ou avaient des hallucinations. »

Pour ce qui est de la prison départementale de la Gironde, je suis en mesure de pouvoir affirmer que, depuis l'époque de son ouverture jusqu'au 1er septembre 1844 (un an à peu près), il y a eu six cas de folie , deux cas d'idiotisme et quatre cas de suicide , ou de tentative de suicide. En voici , du reste , un état authentique et parfaitement circonstancié.

Cas de folie ou d'idiotisme qui se sont manifestés dans le pénitencier de Bordeaux.

1° Thomas (Jean-Marie), jeune marin , qui , écroué le 19 août 1843 , fut renvoyé de la prison , le 6 mars 1844 , après six mois de prévention, dans un état complet d'idiotisme.

2° Bernard Pierre, entré à la prison le 22 août 1843 , sous la prévention de mendicité, et condamné, le 20 septembre suivant , à trois mois de détention, perdit la raison dans sa cellule , et mourut le 5 décembre de la même année, à l'hôpital Saint-André , des suites de la déchirure de la cicatrice d'une saignée qui lui avait été pratiquée à la temporale quelques jours auparavant.

3° Joseph Roquet, arrêté pour défaut de papiers, le 6 mars 1844, devint entièrement fou , après vingt-quatre jours d'encellulement, et fut porté dans cet état à l'hôpital Saint-André , le 10 avril 1844.

4° Le nommé Jean-Baptiste Gauthier , entré à la prison le 20 mai 1844, et condamné le 1er juillet à treize mois de détention, fut conduit, le 4 août, à l'hospice des aliénés de Cadillac.

5° Bernard Beaucart , entré le 16 juillet 1844 , à la prison, fut également conduit à Cadillac, le 4 août 1844, pour cause de folie.

6° Roturier , condamné à cinq ans de réclusion , et détenu momentanément à notre prison départementale, fut transféré, par ordre de M. le préfet, à l'hospice de Cadillac, le 11 juin 1844.

7° Marie Vincent , entrée le 8 avril 1844, et condamnée à trois mois d'emprisonnement, le 5 juin suivant, tomba presque aussitôt dans un état non équivoque d'aliénation mentale. Pendant tout le temps qu'elle est restée en cellule, elle a eu des accès qui revenaient périodiquement chaque jour, et qui étaient caractérisés par des cris , des vociférations, des actes de fureur, etc.

8° Pierre Luthar , écroué le 7 février 1844 , et condamné le 22 mars suivant à trois mois de détention , sortit de la prison , à l'expiration de sa peine, dans un état complet d'idiotisme.

On pourrait joindre à cette liste le nom de Jean Géral, qui, condamné à Angoulême à huit mois de prison pour un vol de six francs, fut incarcéré, depuis, dans notre prison départementale, par suite d'un appel qu'il avait interjeté. Cet homme, au bout d'un mois, se plaignit d'une vive céphalalgie, et commença à déraisonner , ce qui nécessita son entrée à l'hôpital , le 12 juin 1844. Les soins qu'il y reçut ne tardèrent pas à rétablir le calme dans son esprit, et à dissiper les signes d'aliénation mentale qui s'étaient manifestés chez lui ; mais il redoutait beaucoup de rentrer dans sa cellule. « Lorsque je me vois seul dans un petit espace , me disait-il un jour que j'eus occasion de lui parler, je sens que ma tête se perd , que mes idées se troublent, et que je deviens fou. Si l'on me réintègre au pénitencier, j'y perdrai certainement la vie ou la raison. » Ce détenu est maintenant à Angoulême, où il a obtenu d'aller purger le restant de sa peine.

Cas de suicide ou de tentative de suicide qui ont eu lieu au pénitencier de Bordeaux.

1° Catherine Irlande fut trouvée pendue dans sa cellule, à l'un des supports du porte-manteau, le 2 avril 1844 ; elle était entrée la veille au pénitencier.

2° Le sieur Labrousse, accusé d'incendie, et acquitté depuis pour cause de folie, se cassa la jambe en voulant mettre fin à ses jours. Ce détenu, qui avait jusque-là supporté tant bien que mal la solitude, se livra au plus violent désespoir, en apprenant que son affaire ayant été renvoyée aux prochaines assises : l'idée de passer encore trois mois dans une cellule l'exaspéra au point qu'il chercha à se détruire.

3° Une femme, à qui on laissait voir de temps en temps son enfant pour lui rendre l'isolement plus facile à supporter, n'en chercha pas moins à s'étrangler avec un mouchoir. Elle serait morte si les cris de sa petite compagne n'avaient éveillé l'attention des gardiens, qui eurent le temps de desserrer le mouchoir et d'empêcher l'asphyxie de se convertir en une mort réelle.

4° David, détenu dans la cellule n. 111, chercha à se donner la mort, le 20 juillet dernier, et y serait infailliblement parvenu, si l'on n'avait pas en ce moment ouvert sa cellule pour lui porter des alimens : il s'était pendu. Cette tentative de suicide a eu lieu presque sous les yeux de M. Christophe, qui inspectait alors le pénitencier.

Ainsi, de compte fait, il y a eu dans la prison départementale de la Gironde, depuis l'époque de son ouverture jusqu'au 1er septembre (un an à peu près), six cas de folie, deux cas d'idiotisme, et quatre cas de suicide ou de tentatives de suicide.

Maintenant, pour être juste, je dois rappeler que plusieurs de ces cas de folie et de suicide furent, pendant la session dernière, l'objet d'une polémique animée ; il importe qu'on sache également que l'état qu'on vient de lire ayant été inséré, le 5 septembre dans *la Guienne*, fut vivement attaqué dans ce journal, le 21 du même mois. Mais cette lutte a tourné complètement au désavantage des partisans des prisons cellulaires. Ce qui le prouve, c'est qu'ils ont laissé ma réponse sans réplique. Cette réponse, au surplus, sera annexée à ce travail. Le mieux, en pareille occurrence, est de mettre sous les yeux des lecteurs les pièces du procès (1).

(1) Cette pièce est intitulée : *Réponse de M.* BONNET, D.-M.-P., à

Quelques jours avant cette polémique, le 26 août, M. le préfet avait entretenu le conseil général de la Gironde des faits dont il s'agit ici ; mais je ne l'ai su qu'à l'époque où les procès-verbaux de la session de 1844 ont été publiés.

C'est ce qui m'a empêché de m'occuper en temps opportun du passage qui , dans le rapport de notre premier magistrat, est relatif au pénitencier de Bordeaux. Aujourd'hui cela serait inutile, car le passage en question ne contient pas un mot qui n'ait été reproduit dans la réponse qu'on fit à l'article que j'avais publié dans la *Guienne* du 5 septembre dernier, et que j'ai réfuté. Ce sont les mêmes faits, les mêmes assertions, et partant ce que j'ai allégué pour l'une est entièrement applicable à l'autre.

Nous avons, du reste, un nouveau cas de suicide à enregistrer : un prisonnier fut trouvé pendu dans sa cellule, le 3 novembre dernier. Il paraissait mort, et aurait infailliblement péri , si les soins éclairés d'un médecin de l'hôpital Saint-André ne l'eussent rappelé à la vie.

Pour ce qui est des motifs qui ont porté cet homme à vouloir mettre fin à ses jours, il va sans dire qu'on a prétendu qu'il avait donné déjà des signes non équivoques d'aliénation mentale. C'est là désormais le thème obligé des partisans de l'encellulement. Quiconque se tue, cherche à se tuer ou commet des actes évidens de folie dans un pénitencier, était fou avant ou au moment de son entrée en cellule. Il n'y a malheureusement ici qu'une petite difficulté : c'est qu'aucun des détenus qui ont voulu se détruire, et sur lesquels j'ai insisté déjà, ne déraisonnait à l'époque de son arrestation, et qu'à l'exception de Pierre Bernard, dont l'intelligence avait été réellement dérangée par l'emprisonnement individuel (1), tous jouissaient de la lucidité de leur esprit, quand ils ont essayé de s'arracher la vie. Il est à remarquer ensuite que les cas de folie et de suicide ne sont devenus fréquens parmi les prisonniers dans notre ville que depuis qu'on les a soumis à la réclusion solitaire. M. le préfet en convient lui-même dans son rapport : « Nous n'avons, dit-il , aucune observation antérieure de cas semblables dans les anciennes prisons ; il nous est impossible de comparer (2). » Cela ne l'empêche pas, il est vrai , de proclamer l'innocuité et les avantages de l'isolement ; mais , outre que ce n'est pas la première fois que le désir de consolider un système arrache de pareilles contradictions

M. Z., et a paru dans la *Guienne* du 29 septembre dernier. On la trouvera , je le répète , à la fin de ce travail.

(1) J'ai démontré ce fait de la manière la plus péremptoire dans la réponse que je fis à M. Z..., le 29 septembre dernier, et qui , ainsi que je l'ai dit, sera annexée à ce travail.

(2) Procès-verbaux des délibérations du conseil général de la Gironde, session de 1844.

à des hommes parfaitement honorables, d'un mérite éminent et du meilleur esprit, on ne saurait me refuser que, puisque les cas de folie et de suicide étaient à peu près inconnus dans notre ancienne prison, c'est que probablement le régime qu'on y suivait était plus doux et plus facile à supporter que celui de Philadelphie.

J'ajouterai, pour compléter ce qui est relatif au pénitencier de Bordeaux, que, depuis le 1er août 1843 jusqu'au 31 août 1844, 181 détenus ont été envoyés à l'hôpital et que quatre y sont morts. Or, comme le mouvement de la prison doit être de 8 à 900 détenus par an, il en résulte que les malades y ont été, cette année, dans la proportion de un sur quatre ou sur cinq.

Ainsi donc, en me résumant, il y a eu à notre prison départementale, depuis l'époque de son ouverture jusqu'au 1er septembre 1844 :

0 cas de folie ;
2 cas d'idiotisme ;
4 cas de suicide ou de tentatives de suicide, auxquels nous ajouterons celui qui a eu lieu le 3 novembre dernier ;
181 malades ;
4 décès.

Il s'en faut de beaucoup, on le voit, que la réclusion solitaire à court terme soit d'une innocuité complète, comme certaines personnes l'affirment ou cherchent à l'insinuer. Elle est, au contraire, très-dangereuse pour la santé. Partant, on ne saurait s'empêcher de m'accorder que l'encellulement, tempéré par le travail, et quelle que soit sa durée, exerce une fâcheuse influence sur l'esprit et le corps de l'homme. Voyons maintenant s'il est susceptible de le rendre meilleur.

Pour mon compte, j'en doute beaucoup, et d'abord sur quoi se fonde-t-on pour le penser ? Sur les publications de MM. de Beaumont, et de Tocqueville, de MM. Demetz et Christophe ? Mais ces messieurs, dans leurs voyages en Amérique, en Angleterre et en Allemagne, n'ont presque pas vu de détenus qui eussent subi une longue réclusion, et ceux qu'ils ont rencontrés se sont pour la plupart bornés à échanger avec eux des paroles insignifiantes.

Lorsque M. Charles Dickens visita Cherry-Hill, tous les prisonniers qui lui furent montrés avaient, à l'exception d'un seul (le nègre dont j'ai parlé plus haut) l'air d'une profonde tristesse. Il eut avec l'un de ceux qui lui paraissaient le moins souffrir de l'isolement la conversation suivante :

« Maintenant vous voilà résigné, n'est-ce pas ? — Oh oui ! oh oui ! j'y suis résigné !

» Et vous pensez être devenu meilleur, n'est-ce pas ? — Eh bien ! je l'espère ; je souhaite que cela soit.

» Et le temps se passe assez rapidement ? — Le temps est bien long, messieurs, entre quatre murs !.... (1) »

Ces réponses ne ressemblent guère à celles que MM. de Beaumont et Tocqueville ont consignées dans leur ouvrage ; mais fussent-elles identiques, qu'on ne pourrait rien en inférer pour ou contre les effets moralisateurs des pénitenciers pensylvaniens. Les assertions d'un homme qui est renfermé entre quatre murailles, et qui surtout a beaucoup de temps à y rester encore, n'offrent aucune garantie de sincérité : le désir de se concilier la bienveillance des employés, l'espoir d'une commutation de peine, la crainte d'un redoublement de sévérité, lui commandent une extrême circonspection ; le plus souvent ses paroles n'expriment pas sa pensée (2), et, quoi qu'il dise ou qu'il fasse, on ne saura réellement s'il est devenu meilleur que lorsqu'il aura été rendu au monde et à la vie privée.

Or, des faits de ce genre, on n'en fournit pas, et cela n'aurait rien qui dût nous surprendre, si l'on se pénétrait mieux de la presque impossibilité où l'on est de ne pas succomber, soit physiquement, soit moralement, à une longue détention cellulaire. L'histoire parle bien de quelques individus qui, comme le cardinal de la Balue, le masque de fer, le baron de Trenck (3), auraient

(1) Ouvrage cité.

(2) Il y a mille à parier contre un que le nègre qui prétend se trouver si bien dans sa cellule à Cherry-Hill n'est qu'un hypocrite, qui espère, par ses paroles mielleuses, abréger sa détention.

J'en dirai autant de ce détenu de Genève, dont parle M. Christophe, et qui, après avoir passé quinze ans dans les anciennes prisons, où il avait été, suivant lui, atteint à diverses reprises d'aliénation mentale, fut soumis au régime cellulaire.

Cet homme répondait, quand on lui demandait si la solitude ne lui avait pas de nouveau altéré la raison : « Au contraire, monsieur, c'est cette solitude qui me l'a rendue. Je l'avais perdue *avec les pervers du monde*; elle m'est revenue *avec Dieu seul*, car Dieu est venu au secours *du pauvre pécheur*, en m'envoyant *un de ses apôtres, le saint pasteur R...*, pour chasser *tout-à-fait le démon de mon âme, avec les impudicités qui la corrompent.*

» Voici environ quinze mois que je suis vraiment solitaire. Eh bien ! c'est seulement depuis ce temps que la divine religion chrétienne m'a pénétré de sa grâce. Oh ! c'est seulement le silence et la solitude qui peuvent *forcer la conscience à s'écouter*. »

Ce détenu, j'en suis persuadé, s'est moqué de M. Christophe, et n'affichait une ferveur si grande que pour amener le pasteur R... à réclamer sa mise en liberté.

(3) Le cardinal de La Balue fut tenu, pendant onze ans, dans une cage de fer, par ordre de Louis XI. Il en sortit, dit-on, bien portant, en 1480, et vécut encore onze ans, durant lesquels il se trouva mêlé à toutes les intrigues de l'époque.

été soumis, pendant un temps considérable, à toutes les horreurs du *carcere duro*, et y auraient résisté ; mais, en supposant que les diverses circonstances qui se rattachent à la captivité de ces personnages célèbres soient toutes parfaitement avérées, l'époque contemporaine n'a peut-être pas un cas analogue à signaler ; on n'est nullement en droit, du moins, de ranger dans cette catégorie le prisonnier dont parle Lafayette (1), et qui, après avoir passé vingt-cinq ans dans un cachot de la Bastille, en sortit le 14 juillet 1789, car il était fou. On ne devrait pas non plus y comprendre ce détenu qui, renfermé depuis onze ans à Cherry-Hill, y était tombé dans un état d'idiotisme à peu près complet. Voici ce que M. Charles Dickens dit de lui :

« Il y avait aussi dans la prison un matelot détenu depuis onze ans, et qui allait être libre dans quelques mois ; onze ans de réclusion solitaire !...

» Je suis charmé d'apprendre, lui dis-je, que votre temps est presque fini.

» Point de réponse. Il fixa ses mains, et arracha la chair de ses doigts ; puis il leva un instant ses yeux sur ces murs dépouillés qui avaient vu blanchir sa tête.

» Ne regarde-t-il jamais un homme en face ? demandai-je au gardien qui m'accompagnait ; déchire-t-il toujours ses mains ? arrache-t-il souvent ainsi ses ongles ?

» C'est son humeur, monsieur, rien de plus.

» Je renouvelai encore ma question. — Il ne vous répondra pas, monsieur. C'est aussi *son humeur* de ne rien dire (2). »

Les pénitenciers pensylvaniens, selon moi, n'offrent aucun exemple de détenus, qui, après dix ou douze ans de réclusion, en seraient sortis sains de corps et d'esprit. Il serait difficile, impossible peut-être, de trouver trois ou quatre personnes qui aient pu y séjourner impunément pendant six, sept, huit ou neuf ans. Les commissaires du gouvernement font grand bruit, je le sais, du sixième et du septième rapports que les inspecteurs adressèrent au sénat des États-Unis, en 1838 ; mais ces rapports, faits à très-peu de distance l'un de l'autre, se contredisent ; car, si le n° 6 dit, et d'une manière générale encore : « Il y a maintenant à Cherry-Hill plusieurs prisonniers depuis huit ans, d'autres depuis six, d'autres depuis cinq, » le n° 7,

(1) Lettre du général Lafayette, datée de 1826, et publiée à la suite du rapport de la société des prisons de Boston.

(2) J'ai souligné les mots *son humeur*, pour faire voir que les directeurs et les inspecteurs des pénitenciers américains ne publient pas probablement tous les cas de folie ou d'idiotisme qui se déclarent dans ces établissemens. Je n'en veux pour preuve que ce détenu, qui, évidemment, était devenu imbécille, idiot, et qu'on persistait à porter parmi ceux qui jouissaient de toute la plénitude de leur raison.

plus précis et plus explicite, ne parle d'aucun détenu de huit ans, et donne les chiffres suivans : « Un détenu pendant six ans, six pendant cinq, dix pendant quatre, neuf pendant trois. » Quand il serait vrai d'ailleurs que le premier méritât toute confiance, il n'est pas probable que les détenus depuis huit ans, dont il est question, fussent nombreux, et je persiste à soutenir qu'il serait difficile, impossible peut-être, de trouver trois ou quatre personnes qui aient pu séjourner impunément dans une cellule pendant six, sept, huit ou neuf ans. En est-il ainsi pour les condamnés à deux, trois, quatre ou cinq ans de prison ? Non sans doute. Toutefois si l'on retranchait de ces derniers ceux qui contractent des maladies graves et longues, ceux qui meurent et ceux qui deviennent fous ou idiots, on verrait que, même dans ce cas, la solitude a des résultats déplorables.

Lorsqu'un individu n'a qu'une détention de courte durée à subir, la certitude de la voir bientôt finir lui donne le courage de la supporter ; il n'est pas extraordinaire alors que ses réponses ne témoignent pas dès l'abord d'une horreur profonde pour le régime cellulaire. Cependant ses idées se rembrunissent au fur et à mesure que le temps s'écoule, et il est bien rare que sa fermeté et sa résignation ne finissent pas par lui faire défaut. Tel était le cas d'un Allemand, condamné pour vol à cinq ans de réclusion, et qui était à Cherry-Hill depuis deux ans, à l'époque où M. Charles Dickens le vit. Cet homme, avec des couleurs qu'il était parvenu à extraire d'une étoffe, avait peint entièrement les murs et le plafond de sa cellule. C'était enluminé de la manière la plus charmante. Il avait de plus arrangé avec un goût exquis les quelques pieds de terre attachés à sa cellule et s'était réservé un petit parterre au milieu de cette façon de jardin (1). Le goût et l'invention qu'il avait montrés dans tout ceci étaient admirables. Eh bien ! cet homme qu'on aurait pu croire résigné, et qui probablement l'avait été jusque-là, commençait à désespérer de ses forces et de lui-même, car tout-à-coup, ajoute M. Charles Dickens, « des larmes coulèrent de ses yeux, il prit à part un de ceux qui le visitaient, et de ses mains tremblantes le saisissant par l'habit d'une manière nerveuse afin de le retenir, il lui demanda s'il n'y avait nul espoir qu'on revînt sur sa cruelle sentence. Oh ! alors, ce que je vis était trop pénible à considérer, et jamais nul ne pourra voir une misère qui impressionne plus que la misère de cet homme. »

(1) Il est bon de rappeler qu'à Cherry-Hill les cellules du rez-de-chaussée s'ouvrent dans une cour de 7 ou 10 mètres de long, et que, par conséquent, la réclusion y est plus facile à suppporter que dans les pénitenciers où les détenus n'ont pour séjour qu'une cellule étroite, mal aérée, etc.

Une détention cellulaire de deux, trois, quatre ou cinq ans est, on le voit, plus pénible et plus douloureuse à supporter qu'on ne se le figure généralement. Au surplus, lors même qu'il serait démontré qu'elle n'exerce pas d'influence fâcheuse sur le physique et le moral des prisonniers, il resterait à constater si l'isolement les a rendus meilleurs. Or, cela n'étant réellement possible qu'après leur rentrée dans le monde, et leur intérêt, bien entendu, les forçant à s'éloigner du lieu où ils ont subi leur peine, on conçoit qu'une fois rendus à la vie privée, on n'ait que des occasions fort rares de les revoir, s'ils ne sont pas arrêtés pour de nouveaux délits. Ce n'est guère que dans ce cas qu'on a la faculté de s'assurer s'ils ont retiré quelque fruit de leur réclusion. Mais, si les récidives prouvent que ceux qui les commettent ne se sont pas améliorés, elles ne disent rien à l'égard des autres libérés, attendu qu'ils peuvent avoir quitté la contrée, sans qu'on sache ce qu'ils sont devenus, ou être assez adroits pour dérober leurs actes à l'œil vigilant de la justice.

Les récidives, d'ailleurs, sont loin de prêter un appui quelconque au système qui nous occupe, car les registres même de Cherry-Hill nous apprennent que sur 1,480 détenus qui sont entrés dans ce pénitencier depuis 1829 jusqu'au 1er janvier 1842, il y a eu 420 récidives, ou 31 sur 100. A Lausanne, où 85 hommes et 18 femmes ont été, comme on sait, soumis au régime de Philadelphie, depuis 1834 jusqu'en 1842, les récidives, d'après le docteur Verdeil, auraient été de 50,84 sur 100 pour les hommes, et de 66,66 sur 100 pour les femmes. A Glascow, où l'emprisonnement séparé est pratiqué, ce mode d'emprisonnement exerce si peu d'influence sur les détenus, qu'il y en a qui y sont entrés jusqu'à vingt, soixante et quatre-vingts fois. Un jeune homme de dix-huit ans avait encouru déjà vingt-deux condamnations. Une femme de trente-neuf ans avait subi quatre-vingt-une condamnations et passé treize années au pénitencier. Pour expliquer ces faits, il faut que l'on sache que la durée des séjours à Glascow n'excède pas deux mois en moyenne, et qu'il est une infinité de condamnations qui sont de deux ou trois semaines seulement. M. Christophe a soin même de s'étayer de cette circonstance, pour atténuer autant que possible la valeur des inductions qu'on pourrait tirer de ce qui se passe à Glascow; mais si l'encellulement avait les propriétés moralisatrices qu'on lui attribue, il me semble que, quelque courte que fût sa durée, il devrait améliorer les détenus et non les rendre pires. Son impuissance complète à cet égard est le meilleur argument qu'on puisse opposer à ceux qui nous le présentent comme un moyen sûr d'amener le repentir et l'amendement.

Maintenant je n'entends pas dire par là que les individus qui sortent d'un pénitencier ne sont pas susceptibles à l'avenir de vivre honnêtement et de manière à mériter l'estime de leurs concitoyens ; cette pensée, assurément, n'est pas la mienne ; mais ce que je soutiens, ce qui me paraît incontestable, c'est qu'on ne rencontre nulle part la preuve que les hommes qui ont subi leur peine dans une cellule, et qui se comportent bien ensuite, soient redevables de leur amélioration à l'isolement.

Jusqu'à nouvel ordre, par conséquent, on peut hardiment établir qu'il n'est en aucune façon démontré que les prisons pensylvaniennes soient un moyen puissant de moralisation. Nous savons que la santé s'y détériore, qu'on y meurt, qu'on s'y tue, qu'on y devient fou ou idiot ; mais pour ce qui est de rendre les hommes meilleurs, on ignore complètement si elles en ont la propriété.

Voilà la vérité sur Cherry-Hill et les établissemens du même genre où la réclusion se prolonge au-delà d'une année.

Quant aux pénitenciers qu'on a construits dans plusieurs départemens du royaume et qui sont habités déjà, la règle de Philadelphie n'y est encore qu'imparfaitement suivie, et puis ils ont le défaut de ne recevoir que des condamnés à moins d'un an et un jour de prison, ce qui ne permettra jamais d'y apprécier les effets de la solitude à la suite d'une longue détention.

Cette création, d'ailleurs, mérite un blâme sévère, d'abord parce qu'elle n'est autorisée par aucune mesure législative (1), ensuite parce que des prévenus ou des condamnés pour de simples délits ne devraient pas être soumis à un mode de réclusion qui nous rappelle tout ce que le *carcere duro* du moyen âge avait de pénible et de froidement cruel.

Nous avons vu plus haut ce que M. le préfet du Morbihan dit des effets que la réclusion cellulaire à court terme a produits à Vannes.

Nous savons aussi qu'il y a eu dans la prison départementale de la Gironde, depuis l'époque de son ouverture jusqu'au 1er septembre 1844, c'est-à-dire dans l'espace d'un an :

Six cas de folie,

(1) Ce qui lui a valu, de la part de quelques journaux, le reproche de constituer une *grave illégalité*.

La loi, dit l'un d'eux, condamne, quant à présent, les détenus à l'emprisonnement : elle ne les condamne pas à la cellule ; et jusqu'à ce que les grands pouvoirs de l'état l'aient modifiée, il est de droit étroit pour tout le monde d'en respecter les prescriptions.

Il fut également question, en 1819, de réclusion et de solitude. Voici les belles paroles que M. de Serres, alors garde-des-sceaux, prononça à cette occasion : « Les magistrats doivent n'oublier jamais qu'un des droits les plus chers, une des libertés les plus précieuses, est la liberté individuelle; que sous la charte qui les garantit, elle ne doit éprouver ni redouter aucune atteinte ; que personne, pour parler le langage de cette charte, ne peut être *ni poursuivi ni arrêté* que dans les cas prévus par la loi et avec *les formes* qu'elle a prescrites. »

Deux cas d'idiotisme,
Quatre cas de suicide ou de tentative de suicide, ce qui, avec celui du 3 novembre dernier, fait cinq ;
Quatre décès,
Cent quatre-vingt-un malades.

En présence de ces résultats déplorables, n'y a-t-il pas lieu, je le demande, de regretter profondément qu'on se soit exposé à les voir se développer, et n'aurions-nous pas le plus grand intérêt à les empêcher de se reproduire ?

Nul n'est plus que moi assurément pénétré de l'urgence et de l'utilité d'une réforme pénitentiaire ; mais il faudrait que cette réforme fût un bienfait, une amélioration réelle, et l'on ne peut en conscience regarder comme tel un mode d'emprisonnement qui, dans l'espace d'un an et sur un nombre très-limité de détenus, a été cause d'accidens si graves et si nombreux.

La discussion solennelle dont le système pensylvanien a été objet à la chambre des députés, les concessions du ministère et de la majorité sur le temps qu'il est permis d'y soumettre un prisonnier, dénotent clairement que ses partisans eux-mêmes pensent qu'il exerce une fâcheuse influence sur la santé. Si leur opinion n'eût pas été telle, ils n'auraient pas reconnu, par leurs votes et dans leurs discours, que la détention cellulaire agrandit la punition à ce point, que sa durée devra être abrégée d'un cinquième. Ils n'auraient pas non plus proposé ou accepté cet amendement qui porte que : « Les condamnés qui ne pourront supporter le régime cellulaire de jour et de nuit, seront autorisés à des communications, par décision du préfet, rendues sur l'avis du médecin et sur la demande du directeur (1). » C'est qu'il est des choses qu'on ne peut nier sans fermer les yeux à l'évidence, et qu'avec un peu plus de franchise on avouerait que la réforme pénitentiaire, qu'on préconise, n'est en définitive qu'un moyen de répression plus nuisible à l'esprit et au corps des prisonniers, que ceux dont ont a usé jusqu'ici.

L'isolement, quoi qu'on en dise, est une peine plus dangereuse, et partant plus forte que celle des galères ; appliqué à la prévention et aux simples délits, il constitue une horrible aggravation de peine, un oubli patent des notions les plus vulgaires d'équité et de justice. Une nation aussi éclairée et aussi généreuse que la nôtre ne saurait vouloir ni souffrir qu'on y eût recours en pareil cas. Elle est d'ailleurs trop vive, trop gaie, trop ennemie du repos pour s'accommoder d'un système qui a pour base le silence et l'inaction. Ce

(1) Cet amendement peut être considéré comme le cri de la conscience des auteurs de la loi, qui reculent évidemment devant leur œuvre, et, comme le dit M. de Peyramont, il n'est autre chose que le renversement complet de cette malencontreuse élucubration.

système ne serait pas plutôt définitivement établi parmi nous, qu'on éprouverait le besoin de s'en délivrer. Mieux vaut donc s'opposer à son adoption. Or, le moyen le plus sûr d'y parvenir est de donner toute la publicité possible aux documens qui prouvent combien la réclusion solitaire est cruelle et difficile à supporter.

Il n'est guère personne maintenant qui ne sache à quoi s'en tenir sur les rapports et les statistiques qu'on a, à si bon droit, nommés les *mensonges américains*; mais ce qu'on ignore généralement et ce qu'il importe de divulguer, c'est que les essais qu'on a faits en France, et qu'on prétend militer de tous points pour la règle de Philadelphie, lui sont, au contraire, on ne peut plus défavorables.

Ces essais n'ont abouti partout qu'à mettre en lumière les inconvéniens et les dangers de l'isolement. Nous venons de voir ce qu'ils ont produit à Bordeaux; je ne crains pas d'avancer qu'ils y auraient eu des résultats plus désastreux encore, si le régime cellulaire y avait été rigoureusement suivi, et surtout si l'on n'avait pas pris le parti de laisser vaguer dans les préaux les détenus qui souffrent le plus de la solitude. Au mois de septembre dernier, David (celui qui a voulu s'étrangler), les femmes Marie Leblanc, Scadillon, et plusieurs autres dont j'ignore les noms, avaient la faculté de sortir de leurs cellules et de se promener librement dans les cours de l'établissement.

J'ajouterai, au sujet de certaines mutations qui viennent d'avoir lieu dans la prison départementale de la Gironde, que, malgré le mystère dont on cherche à les couvrir, il serait, à la rigueur, possible d'en trouver le motif dans des circonstances peu favorables à la réclusion individuelle; mais il me faudrait dans ce but citer des noms, des individus, des corporations, et je tiens avant tout à ne pas m'engager dans la voie toujours si épineuse des personnalités.

Quelles que soient, au surplus, les causes de ces mutations, il n'en demeure pas moins constant que les cas de folie et de suicide se sont multipliés d'une manière effrayante dans notre pénitencier. Et qu'on ne vienne pas nous dire qu'il en était ainsi dans l'ancienne prison : les registres font foi à cet égard; c'est à peine si, dans l'espace de quinze ou vingt ans, on a eu à y consigner deux ou trois faits de cette nature.

La détention cellulaire à court terme exerce donc elle aussi une influence très-fâcheuse sur la santé. Il est d'autant plus essentiel de le proclamer, qu'à la chambre des députés, les adversaires les plus prononcés de la loi sur les prisons n'ont pas paru se douter que l'encellulement pût être nuisible, quand il n'avait pas plus d'un an de durée. Chacun d'eux a voté sur ce point, de concert avec le ministère. Ces mêmes hommes, qui comparaient les cellules à des tombeaux et leur séjour à une mort anticipée, en tant qu'il s'agissait d'en faire l'application à de grands coupables, ont été unanîmes pour que la prévention et les simples délits fussent passibles de ce genre de supplice.

C'est à ne pas y croire ; pourtant cela est, et il y aurait lieu vraiment de gémir sur la légèreté, l'irréflexion, l'incurie qu'on apporte parfois dans la confection de nos lois, si nous n'avions la ferme confiance que la chambre élective, parfaitement éclairée maintenant sur les conséquences de son vote, ne demande pas mieux que de le retirer.

Le gouvernement lui-même, il faut l'espérer, sentira aussi la nécessité de déserter ou de modifier profondément son malencontreux projet de réforme pénitentiaire. Circonvenu, comme il l'a été jusqu'ici, par un petit nombre d'économistes, qui, dans un intérêt de système ou de position, se sont constitués les champions de la réclusion cellulaire, on conçoit qu'il ait pu se laisser aller à l'autorité de leurs noms et à un premier entraînement ; mais aujourd'hui que l'expérience a parlé, aujourd'hui que les renseignemens qui lui arrivent de tous côtés ont dû lui procurer d'autres convictions, il serait plus que blâmable de persister à réclamer la mise en pratique de la règle de Philadelphie dans nos prisons.

Tous les grands pouvoirs de l'état, du reste, ne se sont pas prononcés encore. Il en est un dont les véritables amis du pays attendent impatiemment la décision, et qui ne faillira pas à sa vieille réputation de sagesse, d'expérience et d'habitude des affaires. Il est plus que probable, en effet, que la chambre des pairs repoussera le projet de loi sur les prisons. En tous cas, elle a trop le sentiment des instincts et du caractère national, pour ne pas modifier ce projet de telle sorte, que nous n'ayons plus la douleur de voir des gens présumés innocens, ou condamnés pour de simples délits, devenir fous, se tuer ou chercher à se tuer, par suite des tortures physiques et morales que l'isolement entraîne après lui,

Le bon sens, l'équité, la morale publique, s'opposent à ce que des prisonniers de cette espèce soient cloîtrés, murés dans une étroite enceinte. Une pareille pénalité est incompatible avec nos mœurs douces et polies, avec l'époque de progrès et de lumières où nous vivons. Elle n'est d'ailleurs *qu'une violation flagrante de cette loi naturelle, qui veut qu'il y ait un rapport sensible entre la faute commise et la souffrance infligée au coupable.* Cela seul devrait la faire rejeter,

Il y aurait bien encore quelques réflexions à faire sur les prisons où la réclusion cellulaire à court terme est seule mise en pratique ; mais je crois m'être suffisamment occupé d'établissemens qui, ne permettant pas d'apprécier les effets de la solitude à la suite d'une longue détention, ne peuvent, dans aucun cas, prêter un solide appui au système de l'isolement tempéré par le travail.

Je reviens maintenant à ce dernier, et, pour reprendre la discussion au point où je l'avais laissée, je ferai observer que si les propriétés moralisatrices de la solitude ne sont pas démontrées, il est certain que la terreur qu'elle inspire au dehors n'empêche pas la perpétration des crimes. En effet, depuis que l'emprisonnement solitaire est en vigueur aux États-Unis, le nombre des détenus, au lieu de diminuer, ainsi qu'on l'avait prédit, n'a pas cessé de s'accroître. Le pénitencier de New-Jersey, qui ne renfermait, en 1836, que 113 prisonniers, en a reçu 141 en 1837, 163 en 1838, 166 en 1889 et 172 en 1840 ; dans le pénitencier de Philadelphie, et sans remonter aux trois premières années, qui pourraient passer pour un temps d'épreuve, on comptait 123 détenus en 1833, 183 en 1834, 266 en 1835, 360 en 1836, 386 en 1837, 387 en 1838, 417 en 1839 et 434 en 1840 (1). Nous avons vu plus haut que, sur 1,480 détenus qui sont entrés dans cette prison depuis l'époque de son ouverture jusqu'au 1er janvier 1842, 460, ou 31 sur 100, étaient en état de récidive. M. Lucas, il est vrai, ne porte le nombre des récidives à Cherry-Hill qu'à 16, 49 pour 100 ; mais ce chiffre est encore fort raisonnable, et M. Christophe l'a si bien senti qu'il ne néglige rien pour en diminuer la portée. Ce fonctionnaire, on le sait, trouve raison à tout : dans ce cas-ci, pourtant, il m'a paru plus malheureux qu'à l'ordinaire, et je ne lui ferai pas l'injure de supposer qu'il croie avoir réfuté M. Lucas (2).

Si la réclusion cellulaire a eu de si tristes résultats aux États-Unis, en tant que moyen d'intimidation, il n'y a pas de motif pour qu'elle en ait de meilleurs sous ce rapport dans notre pays. D'un autre côté, il importe de bien se pénétrer que ce qu'on a dit relativement à la promiscuité et à ses dangers, ne devrait être accepté qu'avec réserve et circonspection : non pas assurément que je doute que la réunion journalière des prisonniers dans un même lieu ne puisse être très-nuisible à quelques-uns d'entre eux : cela arrive trop souvent pour qu'il n'y eût pas mauvaise grâce de le nier. Toutefois il ne faut pas juger de la fréquence et de la gravité d'un pareil fait, par ce que nous en ont appris les économistes qui se sont occupés de cette question ; celui surtout qui, après avoir calculé que le personnel de nos prisons se compose habituellement de 108,000 détenus, n'hésite pas à avancer que ce sont autant de voleurs, d'assassins, de brigands, de scélérats, dont la moitié rentre à peu près chaque année dans la société, et va de nouveau l'épouvanter de ses forfaits.

Ce n'est pas 108,000 condamnés que contiennent nos prisons ;

(1) Tous ces détails sont tirés du journal le *Times*, numéro du 25 novembre 1843.
(2) Voyez, au surplus, à ce sujet la *Revue Pénitentiaire* que rédige M. Christophe lui-même, numéros d'avril, mai et juin, page 548.

il est probable qu'elles n'en renferment que 75 ou 76,000 ; savoir, 7,000 aux bagnes, 19,000 dans les maisons centrales, et 49 ou 50,000 dans les autres prisons.

Sur ce nombre, on le voit, il y en a bien les deux tiers qui n'ont commis que de simples délits, et c'est vraiment passer toutes les bornes que de nous les représenter comme autant de brigands, d'assassins, de scélérats, etc. On fait grand bruit depuis quelque temps de deux ou trois associations de bandits que la police a découvertes à Paris. Assurément rien n'est plus triste et plus affligeant que l'existence de ces repaires où l'on est en conspiration permanente contre la vie et la fortune des citoyens. Toutefois on ne peut s'empêcher de remarquer que les associations dont il s'agit ne se composaient guère que de 30 ou 40 personnes, et que c'est bien peu, eu égard à une masse de 76,000 détenus. Eussent-elles été, au surplus, de 100, 200, 300 malfaiteurs, qu'on ne serait pas en droit de juger par ceux-ci du reste des individus qui peuplent nos prisons. Une chose qu'il importe encore de noter, c'est que ce n'est guère qu'à Paris qu'il existe des *étrangleurs*, des *poivriers*, des *charbonniers*, des *endormeurs*, des *empoisonneurs*. La province est généralement exempte de ces effrayantes et monstrueuses associations. Or, en supposant que le régime cellulaire fût le meilleur moyen d'en délivrer la capitale, il ne serait pas juste d'y soumettre le reste du pays.

On aurait tort ensuite de prendre au pied de la lettre ce qu'un romancier célèbre nous révèle au sujet de nos prisons. L'intérieur de ces établissemens n'est pas tel qu'il nous l'a dépeint ; le tableau fantastique qu'il en a tracé n'avait d'autre objet que de profiter à une opinion et mérite peu de confiance. La population des bagnes présente, il est vrai, plusieurs scélérats semblables à ceux dont parle M. Sue ; mais la masse n'est ni aussi mauvaise, ni aussi dégradée qu'il le prétend, et si, parmi les individus qui la composent, il en est beaucoup qui sortent pires qu'ils n'étaient à l'époque de leur condamnation, il n'est pas rare d'en rencontrer qui, puisant dans les fers des enseignemens utiles, mènent plus tard une vie régulière et remplissent tous les devoirs d'un bon citoyen. Le nombre de ceux-ci est plus grand qu'on ne pense ; il le serait certainement davantage, si le délaissement, le mépris, les persécutions qui attendent les galériens dans le monde n'en contraignaient pas la plupart à en rester séparés.

Mon intention, je le répète, n'est pas de nier les inconvéniens et les dangers que la réclusion collective entraîne après elle ; je suis le premier à les reconnaître. Seulement, je crois qu'on les exagère, qu'on les exploite, qu'ou en abuse, et qu'ils ne suffisent pas pour motiver le système pénitentiaire dont on veut nous gratifier. Un point également sur lequel il n'est pas inutile d'insister, c'est l'erreur dans laquelle sont une foule de personnes honorables, qui ne

rapportent en quelque sorte la multiplication des crimes qu'au régime actuel de nos prisons. La promiscuité n'est malheureusement
pas l'unique plaie qui mine l'ordre social. Il y a d'autres causes
puissantes de démoralisation, parmi lesquelles figurent, en première
ligne : le paupérisme, l'absence de foi religieuse, le relâchement
des liens de famille et de l'autorité paternelle, une éducation au-
dessus de la position de fortune et de rang qu'on est destiné à tenir
dans le monde (1), les doctrines subversives que des novateurs politiques ou sociaux inculquent à la jeunesse inexpérimentée et cré-
dule ; celles plus funestes encore que plusieurs littérateurs de l'é-
poque semblent se complaire à développer; cette multitude de pièces
de théâtre où l'adultère, l'inceste, le viol, le meurtre, l'assassinat,
sont, sinon justifiés, du moins si bien dépouillés de ce qu'ils ont
d'odieux et de révoltant, qu'on finit par les trouver excusables, ou
n'y voir rien que de naturel ; ces romans enfin, qui, pour quelques
lignes sur certaines lacunes qu'offre notre législation, reçoivent le
titre de romans moraux, alors que divulguant à toutes les classes les énormités qui se commettent au milieu de la civilisa-
tion blasée et corrompue où nous vivons, ils les initient à des mys-
tères d'infamie et d'iniquité qu'elles auraient dû toujours ignorer,
et font germer ainsi dans plus d'une tête l'idée, le projet d'un crime qui n'y seraient jamais entrés sans cela.

Et puis est-ce bien à la réclusion collective qu'il faut attribuer
les actes les plus coupables et les plus dignes d'être punis dont l'é-
poque contemporaine a été le témoin ? Pour mon compte, je ne le
pense pas. S'il est vrai, en effet, que des malfaiteurs émérites ont
dans la capitale le monopole du vol et de l'assassinat, il l'est égale-

(1) L'une des causes qui contribuent le plus à entretenir et à augmenter le malaise social est, sans contredit, la faute que font une
foule de pères de famille de donner à leurs enfans une éducation infiniment au-dessus de leur rang dans le monde, et peu en harmonie surtout avec la fortune qu'ils doivent leur laisser.

Il résulte de la différence totale de mœurs, d'usages, de goûts, qui
existe alors entre les enfans et leurs parens, que les premiers se trouvent déplacés auprès des seconds, regrettent de n'être pas nés dans
une condition meilleure, prennent en haine le foyer paternel, et finissent par l'abandonner, si toutefois ils ne font pas pire.

Une chose encore qui résulte de cette éducation inopportune, c'est
que des jeunes gens qui auraient fait des agriculteurs paisibles ou des
ouvriers intelligens et laborieux, ne réussissant pas à se créer une position qui leur permette de satisfaire leurs besoins, leurs désirs, leurs
penchans plus ou moins désordonnés, deviennent criminels, ou se
jettent à corps perdu dans les utopies et les associations qui leur pro-
mettent un plus bel avenir. Le communisme, le fouriérisme, le pha-
lanstérisme, etc., n'ont pas d'autre origine.

ment que la plupart des grands criminels dont les journaux ont parlé depuis quarante ans (les assassins du malheureux Fualdès , Papavoine, Henriette Cornier, Élicabide, Louvel, Pestel., le parricide Miquel, Ducros, Poulman, Chevreuil, Mme Lafarge, etc.), n'avaient mis les pieds dans aucune prison avant la perpétration des forfaits auxquels ils doivent leur célébrité.

Il est, n'en doutez pas, une foule de circonstances qui concourent à la reproduction des crimes d'une manière tout aussi énergique que la promiscuité. Aussi , avant de se mettre en si grands frais de répression pour elle, eût-il été à désirer qu'on se fût bien pénétré que les individus qu'on veut lui soustraire ne constituent qu'une fraction minime de la société, et que celle-ci a plus à craindre des dissolvans moraux qui la travaillent en dehors des bagnes et des prisons.

Cette réflexion , si elle eût été faite , aurait probablement évité au gouvernement le reproche d'une grave illégalité ; au trésor, des dépenses ruineuses ; aux détenus, une peine qui n'était plus dans nos mœurs et dont on avait perdu jusqu'au souvenir. On aurait senti que, puisque tant de causes concourent à l'ébranlement de l'ordre social, il ne pouvait guère profiter à ce dernier qu'on ne prît en quelque sorte ombrage que d'une seule, et surtout qu'on cherchât à y remédier par des moyens dont le résultat le plus clair sera de tourmenter cruellement des malheureux sans les rendre meilleurs.

En résumé, on a eu tort jusqu'ici de ne s'être préoccupé, pour ainsi dire, que des dangers de la communauté ; mais, ce qui mérite particulièrement d'être mis en lumière , c'est que ces dangers ont été exagérés, et que, lors même que le régime cellulaire n'aurait pas tous les inconvéniens qu'on lui reproche, le besoin d'obvier à ceux de la réclusion collective ne suffirait pas pour donner le droit de l'adopter.

La promiscuité, par conséquent, ne prête pas un solide appui au système pensylvanien ; elle lui échappe évidemment. En tous cas, son importance ne serait pas assez grande pour contrebalancer ce fait incontestable, qu'il résulte des considérations auxquelles je me suis livré dans ce travail :

1° Que le régime de Philadelphie exerce une très-fâcheuse influence sur le physique et le moral des détenus ;

2° Qu'il intimide peu , et n'empêche pas la perpétration des crimes ;

3° Qu'il n'a ni le privilége de moraliser les prisonniers, ni celui d'adoucir la pénalité souvent trop forte de nos lois , et n'est en réalité qu'un moyen cruel de répression.

J'en resterais là que j'aurais ébranlé jusque dans ses fondemens la réforme pénitentiaire dont nous sommes menacés ; mais cette question est trop importante , elle touche de trop près aux bases de l'ordre social , pour qu'il ne soit pas utile d'insister sur toutes les circonstances qui peuvent l'élucider, et partant amener le rejet du projet de loi sur les prisons.

§ 1er. — Je vais donc me livrer à quelques considérations nouvelles, et, pour commencer, je rappellerai que les partisans de la réclusion cellulaire , frappés des objections puissantes qu'on a adressées au système pensylvanien , en sont venus à prétendre qu'il diffère essentiellement de celui qu'ils appellent le *système pénitentiaire français*.

M. le ministre de l'intérieur lui-même n'a pas craint de nous dire : « Notre pensée n'est pas de soumettre les détenus à une séquestration complète , à une solitude absolue ; tel n'est pas le système du projet de loi , et c'est là ce qui le distingue du système américain ;dont nous n'adopterons pas les rigueurs. Nous voulons séparer les condamnés de la société de leurs pareils , les tenir éloignés des mauvais exemples , des mauvaises relations ; mais nous voulons en même temps multiplier autour d'eux les relations morales et honnêtes (1). »

Ainsi , suivant M. le ministre, le régime pénitentiaire qu'on veut introduire en France ne devrait pas être assimilé à celui de Philadelphie; mais , s'il y a quelque chose au monde de clair et de palpable , c'est cette similitude. Il suffit, pour s'en convaincre, de jeter les yeux sur le parallèle suivant :

Système pensylvanien.	*Système français.*
Ce système consiste dans l'emprisonnement solitaire de jour et de nuit , tempéré par le travail, les visites des employés de la prison , de l'instituteur moral , des membres du comité des inspecteurs , de plusieurs autres visiteurs officiels, la lecture de la Bible , etc. (2).	Ce système consiste dans l'emprisonnement solitaire de jour et de nuit , tempéré par le travail, les visites des employés de la prison , des sociétés de patronage , de l'instituteur , etc. , des lectures , une promenade d'une heure par jour , etc.

(1) Exposé des motifs du deuxième projet de la loi sur la réforme des prisons, présenté à la chambre des députés le 17 avril 1843.

(2) Voici ce que disent les inspecteurs de Pensylvanie du régime suivi à Cherry-Hill , dans leur onzième rapport :

« Quoique les prisonniers soient séparés les uns des autres , ils ne sont pas privés de communications avec leurs semblables. Pendant le jour ils sont visités par leurs surveillans , soit pour leur apporter leurs repas, soit pour les instruire dans leur profession , et chaque fois , du reste, qu'ils ont besoin de les appeler ; ils sont encore visités par le directeur du pénitencier, autant que cela lui est possible ; par l'instituteur moral dans l'exercice de ses fonctions ; par les membres visiteurs

D'après ce parallèle, on le voit, le régime pénitentiaire français ne diffère de celui de Philadelphie que par la promenade dans l'une des cours de l'établissement. Or, ce correctif n'est pas à comparer à l'avantage qu'ont les prisonniers américains de jouir, ou d'une double cellule, ou d'une petite cour attenante à leur cellule, et qu'il leur est permis de parcourir à volonté. En France les détenus n'auront la faculté de promener que pendant une heure ; en Amérique ils peuvent le faire toute la journée ; ils peuvent aussi s'occuper de menuiserie, de serrurerie, etc., tandis que les autres ne pourront se livrer qu'à des travaux manuels (le filage, le tricotage, etc.). S'il y a une différence entre les deux systèmes, elle est en faveur de celui qu'on suit à Cherry-Hill, c'est-à-dire, du régime qu'on avoue implicitement être trop rigoureux.

Je ferai observer, au surplus, qu'on doit juger le projet de loi sur les prisons d'après le texte de ce projet, et non d'après les considérans que le ministre a mis en avant pour en pallier les rigueurs. On oubliera promptement les considérans. Le texte seul restera et sera strictement suivi. Or, ce texte porte :

« Art. 21. — Dans toutes les maisons de travaux forcés, de réclusion et d'emprisonnement, les condamnés seront, sauf l'exception indiquée ci-après, séparés les uns des autres pendant le jour et la nuit. Chaque détenu devra être renfermé dans un lieu suffisamment spacieux, sain et aéré.

»Art. 27. — Chaque condamné sera visité au moins une fois par semaine par le médecin et l'instituteur, l'aumônier et les membres de la commission de surveillance, et auront accès auprès des condamnés aux heures qui seront déterminées par le réglement de la maison.

»Art. 28. — Pourront être autorisés à visiter les détenus : 1° leurs parens ; 2° les membres des associations charitables ; 3° les agens des travaux ; 4° toutes autres personnes ayant une permission spéciale du préfet du département.

»Art. 29.— Deux heures au moins par jour seront réservées aux condamnés pour l'école, les visites ci-dessus indiquées, enfin pour la lecture des livres dont le choix sera déterminé par la commission de surveillance. »

Il résulte évidemment de ces articles que les détenus resteront encellulés tout le jour et toute la nuit, sauf deux heures sur vingt-quatre, pendant lesquelles ils recevront les visites obligatoires ou prévues par l'art. 28.

Voilà ce qu'exprime, ce que veut le projet de loi, amendé par

du comité des inspecteurs, régulièrement deux fois par semaine, et par tous les membres pendant le cours de chaque mois. Outre ces soins de surveillance, ils sont encore occasionnellement visités par un ou plusieurs visiteurs officiels autorisés par la loi. »

la commission et par la chambre des députés. C'est bien là, si je ne me trompe, le système pensylvanien. J'ajouterai que puisque le régime pénitentiaire qu'on nous propose est le même que celui de Philadelphie, et que celui-ci ne diffère de l'isolement absolu que par des correctifs tout-à-fait illusoires (voy. p. 3), il est clair que ce que le projet de loi veut, que ce que le gouvernement demande, n'est autre chose qu'une seconde édition, revue, corrigée et un peu atténuée du *confinement solitary*, c'est-à-dire de ce système que tout le monde condamne, qu'on a abandonné partout, et sur le compte duquel M. Gustave de Beaumont s'exprime en ces termes : « Quel que soit le crime d'un coupable, on ne doit pas lui arracher la vie, quand la société ne veut que le priver de la liberté. Tel serait cependant le résultat de l'isolement, si un peu de distraction ne venait pas en adoucir la rigueur (1). »

§ II. — J'ai déjà eu occasion de signaler le peu de sévérité que les commissaires du gouvernement ont apporté dans l'appréciation des documens que nous ont fournis les pénitenciers américains ; c'est le moment maintenant de revenir sur ce point, et de dire que leurs publications, voire même le rapport sur la réforme des prisons, présenté à la chambre des députés en 1843, ont le défaut de ne parler que des faits recueillis à Cherry-Hill jusqu'en 1837, tandis que nous en possédons une foule d'autres plus récens, plus nombreux et beaucoup plus propres à nous éclairer sur les effets de la réclusion cellulaire.

J'insiste à dessein sur ces documens, parce que le ministère et ses délégués ne pouvaient ne pas les connaître, et qu'on a lieu vraiment d'être surpris qu'ils n'en aient avoué la réalité que lorsque les adversaires du projet de loi les ont forcés en quelque sorte de s'expliquer à ce sujet. Ce n'est pas, du reste, le seul reproche dont leurs préoccupations systématiques les ont rendus passibles, et l'on peut à bon droit s'étonner encore de les voir :

1° Citer en faveur de l'isolement continu la prison d'Eberbach, où l'on n'a jamais suivi que la règle d'Auburn (2) ;

2° Prétendre que le docteur Julius a obtenu du roi de Prusse une ordonnance pour la création de quatre pénitenciers philadelphiens en Prusse, tandis que l'on sait que le professeur Tellkampf a fait rejeter ce système par le conseil d'état du royaume ;

3° S'étayer de la prison cellulaire de Bordeaux, bien qu'il y ait eu six cas de folie, deux cas d'idiotisme et cinq cas de suicide ou de tentatives de suicide ;

(1) Gustave de Beaumont et de Tocqueville, *Système pénitentiaire*, 1831, page 43.
(2) M. de Tocqueville et plusieurs autres députés se sont étayés de la prison d'Eberbach. M. Christophe en a fait autant dans *la Presse* du 23 avril 1844 ; il s'en étaie aussi dans son ouvrage, page 112.

4° Se féliciter de la décision spéciale que la société royale de médecine de la même ville a prise à l'occasion du prix qu'elle avait proposé sur les systèmes pénitentiaires, alors que cette décision est formellement contraire au régime de Philadelphie (1) ;

5° N'emprunter au onzième rapport des inspecteurs des pénitenciers américains, que ce qui leur paraît en harmonie avec leurs principes, et retrancher ou taire ce qui y est relatif à l'augmentation toujours croissante des récidives (2) ;

6° Essayer enfin de prouver que la santé se rétablit plutôt qu'elle ne se détériore dans les pénitenciers pensylvaniens, au moyen d'un rapport (celui du médecin de Cherry-Hill pour l'année 1841) qui, ainsi que je l'ai démontré, constate qu'il y avait alors dans la prison un malade sur deux détenus. (Voyez page 14.)

J'ajouterai, au sujet de certaines autorités qu'ils invoquent, que les jugemens portés par les sociétés savantes, les conseils généraux et les congrès scientifiques, ne méritent guère qu'on en tienne compte, attendu que les unes et les autres n'avaient, pour apprécier le problème de la réforme des prisons que des statistiques qui n'allaient que jusqu'en 1837, et que celles qui sont relatives aux années 1838, 1839, etc., leur étaient inconnues.

C'est à tort aussi qu'ils cherchent à tirer avantage des hommes de l'art qui se sont prononcés pour la réclusion individuelle et qu'ils se complaisent à énumérer. On trouve sans doute parmi eux de très-grandes célébrités médicales, mais en somme on peut les diviser en deux séries, composées : la première, de médecins allemands, suisses, italiens, anglais et américains, dont les ouvrages sont restés ignorés ou à peu près ignorés ; la seconde, de médecins français qui n'ont presque rien écrit sur les systèmes pénitentiaires, ou qui n'ont pas même étudié cette question.

Je ferai observer, en outre, que le système pensylvanien, loin d'être en progrès aux États-Unis, y est devenu, au contraire, l'objet d'une réaction telle qu'il n'y a plus en quelque sorte que Cherry-Hill où il soit mis en pratique ; partout ailleurs on lui préfère celui

(1) Je puis en parler savamment : je faisais partie de la commission chargée d'examiner les mémoires envoyés au concours.
(2) On trouve dans l'excellent discours que M. Léon de Malleville prononça à la chambre, le 25 avril 1844, le passage suivant : « Dans le onzième rapport des inspecteurs pensylvaniens, je vois une suppression, dont véritablement je ne peux pas m'expliquer la cause ou l'accident. Dans ce rapport, les inspecteurs se gardent bien de faire connaître quel était le chiffre des récidives ; mais ils étaient tellement frappés de l'inconvénient de leur augmentation, que dans le même rapport ils exprimaient le vœu qu'une loi nouvelle vînt les réprimer. Certes, l'expression de ce vœu était plus éloquente qu'une *moyenne* ou qu'un *chiffre*. »

d'Auburn ; qu'il a été abandonné à Lausanne , par arrêté du gouvernement vaudois , du 27 avril 1843 ; qu'il n'est plus appliqué qu'en guise de punition à Milbank, à Pentonville, et que la durée de l'emprisonnement solitaire y a été limitée à trois mois.

Ce n'est pas tout ; il importe de signaler que des hommes du plus haut mérite (M. Lucas et M. Léon Faucher parmi les économistes, et MM. Coindet, Gosse et Verdeil parmi les médecins) , sont aujourd'hui ses adversaires déclarés.

M. Verdeil, qui a expérimenté ce système pendant huit ans au pénitencier de Lausanne , s'exprime en ces termes maintenant : « Quant à nous , naguère partisan zélé d'un régime qu'on nous assurait devoir régénérer les coupables et intimider les récidifs , nous qui avons coopéré avec confiance à son application, mais qui aujourd'hui voyons notre erreur , nous croyons remplir un devoir de charité, en faisant connaître les vices de ce régime (1). »

Un fait également qu'il est bon de consigner ici, c'est que la règle de Philadelphie, qui est l'œuvre d'une secte dont le puritanisme hypocrite a tardé trop long-temps à être démasqué (2), vient de trouver un redoutable antagoniste parmi les illustres prélats qui entourent le Saint-Siége, et qu'on tient pour les lumières de l'église.

Monseigneur Charles-Louis Morichini a prononcé , à l'académie catholique de Rome, un discours qui a eu en Europe un grand retentissement, et duquel il résulte que l'opposition du catholicisme pour l'emprisonnement séparé n'est pas une opposition prise à un point de vue étroit et exclusif, mais au point de vue élevé du système pénitentiaire de l'église , qui consiste dans le repentir et l'exemple.

« L'invention du système pénitentiaire , dit-il , est catholique, est romaine ; elle vient des pontifes ; elle a son principal élément dans la religion , laquelle, associée au silence, au travail, à la séparation nocturne, peut opérer le véritable amendement des coupables. On doit réputer comme anti-catholique le système pensylvanien de la séparation continue , lequel traîne d'ailleurs avec lui beaucoup d'autres inconvéniens très-graves , quant au travail, à la santé et aux bonnes mœurs.

» Que Rome étende donc à toutes les prisons cette réforme qu'elle a inventée... C'est alors que les prisons , réalisant le double but de l'intimidation et de l'amendement, on pourrait leur ap-

(1) *De la réclusion dans le canton de Vaud et du pénitencier de Lausanne*, par le docteur Verdeil, etc.

(2) La secte des quakers, qui préside aux affaires de Philadelphie , et qui, sous le masque d'une simplicité antique , ne tendrait à rien moins qu'à faire revivre ce que le fanatisme d'un autre âge avait inventé de plus barbare en matière de pénalité.

pliquer cette sage maxime : *Parum est improbos coercere pœna , nisi probos efficias disciplina.* »

Voilà , sans contredit , de nobles et dignes paroles , et lorsque des esprits brouillons semblent s'étudier à faire naître entre le catholicisme et la philosophie des causes de divorce et d'hostilité , on aime à voir un prélat vénérable reconnaître loyalement les bienfaits qui peuvent résulter de leur concours mutuel.

Ainsi, c'est de Rome la catholique que s'élève une voix éloquente contre le système de l'isolement, tempéré par le travail ; c'est avec l'assentiment du Saint-Siége qu'on proclame qu'un régime pénitentiaire, pour être bon , doit « s'inspirer à la fois de la pensée philosophique et de la pensée catholique , et s'approprier, pour la conversion du crime, les utiles traditions et les puissantes ressources de la discipline de l'église. »

Que le gouvernement y réfléchisse donc : il ne s'agit plus ici d'un pauvre hère qui n'a pour lui que du zèle et le désir d'éviter à son pays une mauvaise loi , il ne s'agit plus même des hommes éminens dont j'ai parlé plus haut, mais d'une compagnie renommée parmi les sociétés savantes de l'Europe ; mais de l'académie catholique de Rome , qui, prenant corps à corps le système pensylvanien , vient à son tour le déclarer *nuisible à la santé, funeste à l'intelligence , contraire au vœu de l'humanité et de la morale.*

On est bien fort quand on a pour soi une si grande autorité !... En tous cas, il y aurait de quoi suggérer la pensée que puisque la réclusion individuelle est partout l'objet d'une si vive répulsion , on serait plus que blâmable de ne pas la repousser. Ce n'est pas , en effet, lorsque les contrées qui l'ont accueillie , les hommes qui l'ont expérimentée , les corps savans qui en font le sujet de leurs recherches et de leurs méditations sentent la nécessité de l'abandonner , qu'on devrait s'efforcer de nous en gratifier.

Un point encore, sur lequel j'éprouve le besoin de revenir, est la multiplication des crimes. Nous avons vu qu'elle va toujours croissant en Amérique et en Angleterre. En est-il de même en France ? On le pense généralement ; mais cette opinion a trouvé depuis quelque temps des contradicteurs , parmi lesquels je citerai M. de Molènes, juge au tribunal de première instance de la Seine.

Ce magistrat, en effet. prouve par des chiffres qu'on s'est alarmé trop vite , que la société actuelle a été calomniée , et que son état présent ne rend pas nécessaire les systèmes nouveaux dont on l'effraie. Selon lui, le nombre des hommes profondément corrompus , contre lesquels la loi entend déployer tout son appareil de rigueur et qu'il appelle *récidivistes du crime après crimes,* ne s'élève pas à plus de 199 ; ainsi , ce serait, dit-il , pour garantir la société des atteintes que pourraient lui porter 199 scélérats , qu'on voudrait nous doter d'un système barbare , et dont le moindre défaut peut-être est de bouleverser notre législation pénale (1).

Il importe qu'on sache également que les statistiques que M. le marquis de Larochefoucauld-Liancourt communiqua à la chambre, le 23 avril 1844, tendent à démontrer que si les crimes augmentent en Amérique, ils sont en diminution chez nous.

Mon intention n'est pas de reproduire les chiffres que l'honorable député du Cher a mis sous les yeux de ses collègues ; il me suffira simplement de rappeler que ces chiffres ont tous été tirés du rapport que M. le garde-des-sceaux a rendu au roi en 1843, et dont la conclusion est : *qu'il y a une diminution notable dans le nombre des crimes et délits.* M. le comte Duchâtel, il est vrai, a émis une opinion diamétralement opposée ; mais il me semble qu'en pareille matière le témoignage de son collègue devrait l'emporter. M. le ministre de l'intérieur s'est à peu près d'ailleurs borné à affirmer ; celui de la justice, au contraire, n'a rien avancé qui ne fût fondé sur des documens irrécusables. Entre ces deux hauts fonctionnaires donc il n'y a pas à hésiter ; le dernier mérite plus de confiance.

M. de Tocqueville, tout en reconnaissant l'exactitude des chiffres fournis par M. de Larochefoucauld, a prétendu qu'ils ne différaient des siens que parce qu'on avait réuni à la liste des crimes et délits communs celle des simples contraventions, c'est-à-dire de ces délits de convention, de ces délits spéciaux qui ne sont punis par la loi que de peines de simple police, et la plupart du temps d'une amende extrêmement faible; mais il a oublié d'ajouter qu'après avoir réuni la totalité des accusations, son honorable contradicteur a présenté à la chambre des députés le compte particulier des accusations en cour d'assises et celui des condamnations; de sorte qu'il a prouvé :

D'abord, que le nombre général des délits diminue chaque année; ensuite, que le nombre des crimes les plus grands diminue aussi.

M. de Larochefoucauld a parlé encore de deux autres déclarations de M. le garde-des-sceaux, qui portent, la première, qu'il y a une diminution considérable dans le nombre des condamnations à des peines afflictives et infamantes (rapport au roi 1843, page 22) ; la seconde, que le nombre des condamnations aux peines les plus graves a éprouvé une réduction notable *(ibidem*, page 11).

Ce n'est, on le voit, qu'avec des documens officiels que M. de Larochefoucauld procède à la démonstration de son système. Ce dernier, toutefois, n'est pas si solidement établi qu'il n'offre un côté faible, et l'on peut évidemment lui opposer que le suicide et l'homicide motivé sur des circonstances qui ne paraissent pas en

---

(1) M. de Molènes a été pendant trente ans organe du ministère public. C'est donc avec connaissance de cause qu'il peut parler de la criminalité et de la diminution qu'elle a éprouvée en France.

harmonie avec l'exercice normal de l'intelligence (1), n'ont jamais été aussi fréquens qu'aujourd'hui. On répond à cela, je le sais, que les faits de cette nature ne méritent pas le nom de crimes et doivent être rapportés à la folie. Mais la doctrine qui enseigne qu'il y a des folies qui ne se manifestent que par les actes, c'est-à-dire qui commencent avec le crime et disparaissent immédiatement après sa perpétration, perd chaque jour de son crédit, et, en bonne morale comme en bonne logique, le suicide et le genre d'homicide qui nous occupe ne doivent pas être séparés des crimes proprement dits.

L'opinion de M. de Larochefoucauld est donc vulnérable sur un point. Il ne serait pas impossible qu'elle ne le fût sur d'autres ; mais je ne le crois pas, et mon avis est que le point dont il s'agit excepté, on est parfaitement en droit de prétendre que les crimes diminuent en France.

L'une des causes qui ont le plus contribué à suggérer la pensée que les crimes vont continuellement chez nous en augmentant de fréquence et de gravité, est l'immense publicité que la presse leur donne. Autrefois, quand le royaume était à peu près dépourvu de journaux, les trois quarts des délits, des crimes ordinaires, voir même des grands crimes, restaient ignorés des masses. C'est à peine si les classes intermédiaires avaient des notions un peu précises à leur égard. Mais à présent qu'il n'est pas de village qui ne reçoive deux ou trois feuilles quotidiennes, et où, par conséquent, la nouvelle de tous les crimes qui se commettent n'arrive chaque matin par le courrier, on comprend qu'on ait dû insensiblement se laisser aller à cette idée, que s'il est si souvent question de crimes en ce moment, c'est qu'ils sont plus nombreux que du temps de nos pères. On comprend également qu'on ait dû conclure à l'augmentation de leur gravité, car les faits grandissent, se dénaturent, se transforment, pour l'ordinaire, au fur et à mesure qu'ils circulent et se répandent de proche en proche dans un pays.

Maintenant, est-ce bien là ce qui a lieu réellement ? Pour mon compte, j'en doute fort, et sans vouloir faire la société contemporaine meilleure qu'elle n'est, je ne crains pas d'avancer que les siècles qui viennent de s'écouler n'avaient rien à lui envier en matière de criminalité.

Quelle est, en effet, l'espèce de malfaiteurs que nous avons et qu'ils n'avaient pas ?

Les étrangleurs ? On étranglait jadis sur les bords de la Seine et dans les rues de Paris, comme aujourd'hui.

Les endormeurs ? L'histoire fourmille de faits qui prouvent qu'on

_____

(1) C'est-à-dire qui paraît inconciliable avec les antécédens d'un accusé, ou qui semble dépourvu d'un intérêt quelconque à le commettre.

connaissait anciennement l'art d'endormir les gens pour les voler, les tuer ou assouvir sur eux de brutales passions.

Les empoisonneurs ? Aucun scélérat de nos jours n'a acquis sous ce rapport l'effroyable célébrité des *Exili*, des *Brinvilliers*, des *Voisin*, etc.

Le drame du Glandier, dit-on, n'aurait été ni conçu ni effectué à une autre époque ; mais, si je ne me trompe, l'épouse d'un personnage parlementaire trouva pareillement dans une poudre blanche le moyen de provoquer son veuvage ; et ce qui rend le rapprochement plus piquant, c'est que cette femme écrivait comme Mme Lafarge et faisait des vers comme Lacenaire.

Les siècles derniers, je le répète, n'avaient rien à nous envier en matière de criminalité ; si l'on n'était pas pire alors, on n'était pas meilleur, et il serait temps vraiment qu'on cessât de dénigrer le présent au profit d'un passé qui ne valait pas mieux.

On aurait tort, du reste, de se figurer que je me fais illusion au sujet de la société actuelle ; j'ai eu assez de contact avec elle pour ne pouvoir pas ignorer qu'elle n'a malheureusement que trop souvent à gémir des actes qui se commettent dans son sein ; mais il ne faut pas non plus en rembrunir, outre mesure, le tableau, et partir notamment d'une erreur ou tout au moins d'une flagrante exagération, pour travailler aux améliorations morales qu'elle réclame.

Je ne me suis occupé jusqu'ici que de l'influence que l'isolement, tempéré par le travail, exerce sur le physique et le moral des détenus, parce que ce point constitue la difficulté la plus sérieuse de la question pénitentiaire. Il n'est personne assurément qui ne convienne que l'état actuel de nos prisons réclame une réforme ; mais cette réforme doit être selon le vœu de l'humanité et de la morale. Or, le système qu'on nous propose tue l'esprit quand il ne tue pas le corps ; il faut qu'on le sache, qu'on s'en pénètre, qu'on en soit convaincu. C'est pour cela que j'ai mis un si grand soin à démontrer les inconvéniens et les dangers de la réclusion cellulaire.

J'ajouterai maintenant que si le projet de loi sur les prisons est adopté, les établissemens nouveaux qu'on sera obligé de construire coûteront une somme qui ne sera pas moindre :

Suivant M. de Larochefoucauld-Liancourt, de 200,000,000 fr.
      M. de Peyramont. . . . . 150,000,000 fr.

Le ministre de l'intérieur la fixe de la manière suivante :

Prisons départementales. .	26,000,000	
Maisons centrales.	54,000,000	101,000,000 fr.
Maisons de travaux forcés.	21,000,000	

Le chiffre du ministre ne me paraît pas assez élevé ; celui de M. Larochefoucauld l'est trop. A mes yeux, l'évaluation de M. de Peyramont réunirait le plus de probabilités en sa faveur.

Ainsi donc, ce serait une dépense de 150 millions dont nous gré-
verions le budget, et cela pour n'aboutir qu'à faire des fous , des
idiots, ou énerver les prisonniers de telle sorte, qu'à l'expiration
de leur peine ils ne fussent plus propres aux travaux, même légers,
du corps et de l'esprit.

Une chose encore sur laquelle il est essentiel d'insister, c'est que
les travaux auxquels on peut se livrer dans une cellule étant à peu
près improductifs, les prisons pensylvaniennes sont de toutes les
prisons les plus onéreuses pour un état ; on n'en retire presque
rien , tandis que celles où le régime en commun est mis en pratique , couvrent une partie ou la totalité de leurs dépenses ; quel-
ques-unes même donnent du revenu.

Depuis le mois d'octobre 1829 jusqu'au 1ᵉʳ janvier 1842, la prison de Cherry-Hill a coûté, en dehors du produit des travaux
exécutés dans l'établissement , la somme de 320,000 dollars , soit
1,712,000 fr.

Dans le même espace de temps , les cinq prisons de Wethersfield, d'Auburn, de Sing-Sing, de Charles-Town et de Colombus,
administrées selon la règle du silence, ont rapporté, tous frais payés,
pour une moyenne de onze ans , la somme de 438,245 dollars ,
soit 2,344,610 fr.

On a reproché également au projet de loi sur les prisons de
n'être pas franc et loyal , de mentir à ses principales énonciations ,
en d'autres termes, de consacrer l'identité des peines , alors que
l'intérêt bien entendu de la justice , de la morale et de la société
voudrait qu'elles fussent graduées et différenciées de telle sorte ,
que chacune d'elles fût proportionnée et en parfaite harmonie avec
le genre de crime commis.

Ce reproche , quoi qu'on en dise , me paraît mérité. On aura
beau mettre sur les nouvelles prisons : *Maison d'emprisonnement ;*
— *maison de réclusion ;* — *maison de travaux forcés ;* — dès le
moment qu'il ne doit y avoir que des cellules dans ces établissemens, et que les détenus ne pourront s'y livrer qu'à des travaux
sédentaires , il est clair qu'on y subira la même peine (1).

Ainsi , les condamnés pour de simples délits , les réclusionnaires,
les galériens , les meurtriers , que des circonstances atténuantes auront soustraits à l'échafaud, seront soumis à un seul et unique moyen
de répression. Il n'y aura entre eux d'autre différence que celle de la

(1) On a dit, il est vrai, que les condamnés aux travaux forcés seraient assujettis *aux travaux les plus pénibles*; mais outre que le projet de loi est muet sur ce point, on a oublié de nous fixer sur ce qu'il
faut entendre par ces mots : *travaux les plus pénibles.* Quant à moi ,
jusqu'à ce qu'on nous ait édifiés à ce sujet , je persisterai à prétendre
que les seuls travaux auxquels on peut se livrer dans une cellule sont
le filage, le tricotage, le tissage, la cordonnerie, la couture, etc.

durée de la détention , qui sera diminuée d'un quart pour les uns et subie en entier par les autres , tant que les peines continueront à être fixées par les lois existantes.

Ce n'est pas tout : comme le maximum de la durée de l'encellulement est de dix ans, et qu'aux termes des articles 381, 382, etc., du Code pénal , un vol, même très-minime, fait avec escalade et effraction, peut entraîner une condamnation à dix ans de galères , il est évident que l'auteur d'un pareil acte serait tout aussi sévèrement puni que les parricides , pour lesquels nos jurés philantropes se montrent si habiles à trouver des motifs d'excuse et d'atténuation de peine.

Je ferai remarquer, en outre, que ces mêmes hommes qui prétendent que la réclusion solitaire exerce une influence si favorable sur l'organisme , que plusieurs détenus , entrés malades à Cherry-Hill , s'y seraient promptement rétablis, reconnaissent cependant qu'elle ne peut être supportée plus de dix ans, et partant qu'elle est plus nuisible à la santé que la réclusion collective. Dès-lors , il devenait nécessaire de diminuer le temps de la durée des peines , et c'est ce qu'on a fait, en décidant « que le temps passé dans l'emprisonnement individuel , tel que la présente loi l'a réglé , par les individus qui auront été condamnés avant sa promulgation , sera compté dans la durée de la peine pour un quart en sus de l'emprisonnement réellement subi ». Mais comme le Code ne contient rien de relatif à cette réduction , il en résulte que , par une disposition spéciale de la loi, on consacrera qu'il y aura deux peines : l'encellulement, et l'ancien régime des prisons. D'un autre côté, comme il s'écoulera peut-être vingt ou trente ans avant que les pénitenciers puissent définitivement remplacer les prisons actuelles, il faudra qu'une ordonnance royale détermine les ressorts dans lesquels devra être appliqué le système de l'isolement. Ainsi, il y aura des lieux où le régime cellulaire sera mis en pratique, d'autres où le régime en commun continuera à être suivi. Dans ce gâchis pénal et judiciaire, que fera le juge ? Évidemment il ne pourra que prononcer la peine. Quant à la manière dont elle devra être subie, ce sera l'administration qui le décidera ; c'est elle qui aura à opter entre l'ancienne peine et la nouvelle. Or , si l'on réfléchit qu'un pareil acte est essentiellement judiciaire, on s'apercevra sans difficulté que ce sera un pas de plus fait vers l'association de l'administration à la justice , chose qu'un législateur sage devrait à tout prix éviter.

Une disposition encore du projet de loi, bien propre à nous édifier , est celle qui établit que le maximum de la durée de l'encellulement sera de dix ans, et que, passé ce terme , les prisonniers seront admis au régime du travail en commun, ou déportés, ce qui, en définitive, n'est qu'une double et cruelle mystification.

Dans le premier cas, en effet, on replace le détenu dans le foyer de corruption d'où l'on s'était naguère montré si soucieux de l'éloigner et on lui tient implicitement ce langage : Nous avons eu l'air jusqu'ici de vouloir vous corriger ; mais une preuve que ce n'était qu'une plaisanterie, ou si vous préférez, le moindre de nos soucis, c'est que nous vous réintégrons dans les lieux où vous vous étiez perverti, et où, sous l'influence des mêmes exemples, vous ne pouvez manquer de vous corrompre de nouveau.

Dans le second cas, et cela est tout aussi grave, on demande une chose qui ne saurait recevoir d'exécution. On peut, en effet, défier hardiment le ministère, la commission, les partisans, en un mot, de l'emprisonnement individuel, de montrer un détenu, qui, après avoir passé dix ans dans une cellule, en soit sorti sain de corps et d'esprit. Si donc on persistait à proposer de n'appliquer la déportation qu'aux condamnés qui auront subi dix ans de réclusion solitaire, ce serait se moquer des chambres et surtout du pays, car, dans cette hypothèse, on n'aurait jamais à déporter, ou, si l'on aime mieux, à *transporter* que des malheureux devenus fous, idiots, crétins, ou d'une santé tellement délabrée, que ceux qui résisteraient au voyage se trouveraient dans l'impossibilité absolue de se livrer à un travail quelconque.

La chambre des députés, il est vrai, a adopté un amendement en vertu duquel les condamnés passibles de la déportation pourront être transportés, au bout de six, sept, huit ou neuf ans, suivant qu'ils se trouveront plus ou moins mal de la solitude; mais cette disposition de la loi ne pouvant être mise en pratique qu'après coup, qui décidera s'il y a lieu d'y recourir? Le juge? Il me semble que l'arrêt, une fois rendu, le condamné cesse de relever de lui en quoi que ce soit. L'administration? J'ai déjà dit qu'on devrait à tout prix éviter de l'associer à la justice. Remarquez, en outre, que la loi, ne donnant la faculté de déporter que les grands criminels et les réclusionnaires, il se présenterait souvent cette éventualité que les meurtriers, les assassins, les parricides non condamnés à mort, et qu'on déporterait au bout de cinq ans, par suite de l'influence fâcheuse que l'encellulement aurait exercée sur leur santé, seraient, par cela même, infiniment mieux traités que les condamnés correctionnellement, qui auraient plus de cinq ans d'emprisonnement individuel à subir. Une loi où les peines se trouveraient réparties d'une manière si arbitraire et si inique ne serait pas digne de figurer dans le code d'un peuple civilisé.

Une dernière réflexion enfin, que je me permettrai de faire au sujet du projet de loi sur les prisons :

C'est qu'ainsi que le dit *sir Michel Potter*, il n'y a ni rang, ni condition, ni droiture de cœur, ni prudence, ni circonspection qui puisse donner à qui que ce soit le droit de conclure qu'il est pour toujours désintéressé dans la question.

C'est qu'avec les imperfections de notre législation, il n'y a pas un citoyen qui ne puisse être momentanément encellulé ; et quand je dis momentanément, je suis modeste, car il y a des préventions qui se prolongent six mois, un an, et quelquefois peut-être davantage (1).

Les personnes qui s'occupent de la réforme des prisons négligent trop de considérer le système pensylvanien sous ce point de vue. Elles ne se pénètrent pas assez non plus que ce système est un moyen terrible de persécution, de vengeance et de despotisme. Quand un homme est en cellule, il est mort au monde, il est enterré vivant. On peut le vexer, le torturer, commettre sur lui les plus affreux excès : nul n'entend ses cris ; aucun être sensible n'est témoin de ses douleurs !... Mais, dira-t-on, et les magistrats, et l'administration ? Eh ! mon Dieu ! je suis le premier à reconnaître que le gouvernement, comme ses subdélégués, sont animés des sentimens les plus généreux, des intentions les plus pures et les plus honorables ; je rends même justice à ces économistes humanitaires qui, de la meilleure foi du monde, nous proposent un mode de pénalité qui tue l'esprit quand il ne tue pas le corps, et appellent cela *une amélioration ;* mais la vérité est qu'on peut dérober aux yeux les plus clairvoyans certains faits, certains actes dans les pénitenciers.

Qu'on y réfléchisse bien : ce n'est qu'au bout de quinze ans qu'on est parvenu à être instruit des punitions bizarres ou cruelles, atroces ou hors de la nature, qu'on infligeait aux détenus dans la prison de Philadelphie. Il a fallu tout le courage, toute la persistance de M. le marquis de Larochefoucauld-Liancourt, pour acquérir la connaissance des mauvais traitemens, des véritables supplices auxquels ont été soumis des prisonniers, soit au Mont-Saint-Michel, soit dans d'autres maisons de détention (2). Or, si de pareilles énormités ont pu être commises de nos jours, sous nos yeux, à l'insu du pouvoir, qui, je me plais à en convenir, en a témoigné la même indignation que nous, que serait-ce si nous avions à la tête des affaires des hommes peu scrupuleux, et qui, sous le rapport du respect des lois, ne présentassent pas toutes les garanties désirables ?

Il faudrait également qu'on se pénétrât mieux qu'il est des cir-

(1) Nous avons vu précédemment que Jean-Marie Thomas fut déclaré innocent après une prévention de six mois. (Voyez page 22.) Le nommé François Jardy, emprisonné pour cause de vol dans une église, fut acquitté le 21 juin 1844; il y avait un an juste qu'il était en prison : il avait passé huit mois en cellule dans notre pénitencier.

(2) Voyez le discours si plein de faits et de consciencieuses recherches que M. le marquis de Larochefoucauld-Liancourt prononça à la chambre des députés lors de la dernière session. (*Moniteur* du 26 avril et du 1er mai 1844.)

constances où l'imprévu arrive tout aussi fréquemment que le prévu et le vraisemblable, et où, partant, on n'est pas sûr de ne pas subir le lendemain les conséquences de ce qu'on a fait la veille. L'histoire fourmille d'exemples qui prouvent que les inventeurs ou les promoteurs d'innovations en matière de pénalité en ont été parfois de lamentables victimes. Avis donc à ces hommes qui voteraient d'enthousiasme la loi sur les prisons; ou qui, dans l'Eldorado politique où ils passent leur vie, travaillent à la confection des lois avec un laisser-aller et une insouciance qu'on ne peut expliquer que par l'arrière-pensée qu'ils n'auront jamais à en supporter les rigueurs.

Une dernière raison enfin qui me porte à repousser l'emprisonnement individuel, c'est que, dans ces momens de troubles et de confusion où se jouent les destinées des empires, il pourrait être un moyen de répression plus redoutable que les fusillades et l'échafaud. Rien assurément n'annonce que nous soyons menacés de pareilles calamités; mais si, ce qu'à Dieu ne plaise, la France était assez malheureuse pour revoir de mauvais jours, si les partis devaient encore se disputer le sol sanglant de la patrie, les pénitenciers ne pourraient-ils pas devenir des tombeaux anticipés pour ceux que la fortune n'aurait pas servis? Dans ces temps de haines vivaces, d'immenses colères, de délirantes passions, le vainqueur n'y renfermerait-il pas le vaincu, d'abord pour s'en délivrer, puis pour jouir de ses tortures, puis pour lui dire, comme Tibère à des Romains qu'il tenait captifs : *Je vous exècre trop pour vous faire mourir.*

Voilà, je le répète, un point de vue sous lequel on néglige trop d'envisager le système pensylvanien, et que les partisans comme les adversaires de ce système ne sauraient assez méditer. On ne s'était occupé, pour ainsi dire, jusqu'ici, que de ses résultats en tant que moyen d'intimidation et de réforme : il importait qu'on sût ce qu'il pourrait être à une époque d'anarchie et de désordre, voire même avec l'exercice régulier des lois, s'il y avait au timon de l'état des hommes disposés à abuser de leur pouvoir.

DEUXIÈME PARTIE.

———◆◇◆———

DES MODIFICATIONS QU'IL Y AURAIT A APPORTER AU RÉGIME
ACTUEL DE NOS PRISONS.

Mon but , en publiant ce travail , n'était d'abord que de démontrer les inconvéniens , les vices , les dangers du système de Philadelphie , de même que son inefficacité complète en tant que moyen de moralisation. Je pensais que ce qui importait le plus en ce moment était de devancer la clôture de la discussion des chambres sur un point d'économie sociale qui ne présente encore que doutes et qu'obscurité, et dont tout citoyen a le devoir de surveiller la solution , car, on ne saurait trop le répéter , il n'y a pas un individu en France , qui, avec les imperfections de notre législation , ne puisse être momentanément encellulé.

Mais j'ai réfléchi qu'en en restant là , ma tâche ne semblerait pas complètement remplie , et que puisque je repoussais les pénitenciers pensylvaniens , il était naturel que j'essayasse de leur substituer quelque chose de plus satisfaisant. Après avoir démoli , il faut , comme on dit , reconstruire.

Dans cette vue , je commencerai par faire observer que ce qui a le plus contribué à retarder la solution de la question ardue dont il s'agit ici , c'est que le gouvernement , de même que les savans et les économistes qui s'en sont occupés, partent tous de ce principe : *qu'en fait de réforme pénitentiaire , il n'y a d'acceptable et qui vaille la peine d'être discuté que la règle d'Auburn et celle de Philadelphie.* Les uns sont pour la première , les autres pour la seconde. Personne , que je sache , n'a songé encore à se demander , sérieusement du moins , si , en dehors de ces deux systèmes , il ne s'en trouverait pas un troisième qui méritât de leur être préféré. Or , c'est, si je ne me trompe , ce que je serai assez heureux pour démontrer.

Mais, avant d'aller plus loin et pour n'avoir pas à revenir sur ce point, j'éprouve le besoin de dire que si j'avais à opter entre l'isolement de jour et de nuit, tempéré par le travail et le régime du silence, je n'hésiterais pas à me prononcer pour celui-ci, parce qu'il est plus facile à supporter, parce que les pénitenciers où il est suivi comptent moins de décès , moins de maladies , moins de cas de folie , et que s'il ne remédie qu'imparfaitement aux inconvéniens de la réclusion collective, il a en revanche l'avantage de ne pas trop aggraver la pénalité souvent si forte de nos lois.

Une chose, en outre, qui me porterait à lui donner la préférence, c'est qu'il n'est pas onéreux pour l'état, car tandis que, de 1829 à 1842, la prison de Cherry-Hill a coûté, en dehors du produit des travaux exécutés dans l'établissement, la somme de 320,000 dollars (1,712,000 fr.) , dans la même période , les cinq prisons de Wethersfield, d'Auburn, de Sing-Sing , de Charles-Town et de Colombus, conduites selon la règle du silence , ont rapporté , tous frais payés, pour une moyenne de onze ans, la somme de 438,245 dollars (2,344,600 fr.).

Ainsi donc, le système d'Auburn est supérieur à celui de Philadelphie ; mais il ne suit pas de là qu'on doive l'adopter. Il consacre d'ailleurs l'unité des peines. Ce défaut seul suffirait pour me déterminer à le repousser.

Cela posé , et sans plus de préambule, voici quelles devraient être , à mon avis, les bases de notre législation pénale :

1° La peine de mort pour tous les cas prévus par le code qui nous régit ;

2° La déportation pour tous les condamnés à la peine des travaux forcés ;

3° La réclusion cellulaire pendant la nuit , avec travail en commun durant le jour , sans l'obligation de garder le silence , pour les crimes et délits qui sont en dehors de ces deux catégories.

Je maintiens la peine de mort , parce qu'elle est le frein le plus puissant qu'il soit possible de mettre à la perpétration de certains crimes. Cela est si vrai , qu'il n'y a pas une cour royale où l'on n'ait acquis la certitude qu'une foule de malfaiteurs ne reculent devant l'accomplissement d'un meurtre ou d'un assassinat, que pour ne pas courir la chance de porter leur tête sur l'échafaud. Personne n'ignore ensuite que la discussion inopportune qu'une philantropie malentendue souleva dans les chambres, en 1830, sur la peine de mort , ayant fait croire aux basses classes qu'elle ne serait plus appliquée, les crimes contre les individus se multiplièrent dans une proportion si effrayante que la clémence royale dut momentanément cesser de s'exercer , et qu'on sentit la nécessité d'ordonner que plusieurs condamnations capitales , les unes anciennes , les autres toutes récentes , eussent immédiatement leur cours.

Pour ce qui est de la déportation , que je serais d'avis de substituer à la peine des galères , je la considère comme le meilleur moyen de nous délivrer de ces malfaiteurs incorrigibles et redoutables, qui, dans les bagnes, s'érigent en professeurs de crimes, et qui, rendus à la vie civile, ne manquent presque jamais de commettre de nouveaux forfaits.

Les colonies pénales n'auraient pas seulement l'avantage de purger le pays d'une foule d'hommes pervers et dangereux : elles seraient encore une voie puissante d'amélioration, d'abord, parce qu'elles laisseraient aux condamnés l'espoir et la possibilité de parvenir à vivre tranquilles dans des lieux où leurs actes antérieurs ne deviendraient pas pour eux une cause de répulsion ; ensuite parce que le travail forcé auquel ils se livreraient journellement modifierait peu à peu le moral, les habitudes du plus grand nombre, et finirait souvent par les amener à prendre le goût de l'ordre et de la vertu.

Les économistes qui soutiennent que les colonies pénales ne sont, en réalité, que des repaires de brigands et de scélérats, n'ont pas réfléchi, sans doute, que celle que les Anglais ont établie dans la Nouvelle-Galles est parvenue à un degré de prospérité véritablement fabuleux.

En 1788, on y expédia pour la première fois 592 condamnés ; aujourd'hui, il y en a 30,000 subissant leur peine annuellement dans différentes conditions de pénalité : les uns travaillant pour l'état, quelques-uns en prison ; d'autres, demi-libres, travaillant chez les colons.

Naguère encore, elle ne comptait presque que des convicts ; aujourd'hui, sa population libre ne s'élève pas à moins de 250,000 âmes; elle paie un tribut de 1,500,000 fr. pour les douanes, exerce une marine considérable, et, comme le dit le *London Magazine*, promet à la Grande-Bretagne, dans le cas où les Indes viendraient à lui manquer, *une prodigieuse machine coloniale* (1).

Rien ne prouve mieux l'efficacité d'un système qu'un pareil succès. En tous cas, on aurait tort de prétendre que celui-ci n'est dû qu'à ce que la population de la contrée se compose d'émigrans plutôt que de condamnés. Cette assertion, je ne crains pas de l'avancer, est d'une complète inexactitude ; il est de notoriété, du reste, que l'émigration n'est devenue considérable à Port-Jackson qu'après que les condamnés y ont eu jeté les germes de sa prospérité commerciale, et qu'on a pu le croire un centre d'affaires susceptible de tenter les spéculateurs. On aurait tort également d'insister

(1) Pour donner une idée du degré de prospérité auquel est parvenu Sidney, il suffira de dire qu'on y remarque une foule d'établissemens publics. parmi lesquels on cite : *Australian-College*, *Sidney-College*, *une école des arts mécaniques et de commerce*, *une société d'agriculture et d'horticulture*, *un jardin botanique* ; il y a cinq gazettes, un journal et deux almanachs. On y remarque encore l'hôtel du gouvernement, l'église principale, des magasins magnifiques, les casernes, le théâtre, les prisons.

sur deux enquêtes faites par la chambre des communes, l'une en 1831, l'autre en 1838, qui, assure-t-on, ont si bien mis en lumière les vices et les inconvéniens de la déportation, que le comité nommé à cet effet conclut à son rejet immédiat. Il n'y a pas de pays, de parlement, d'assemblée délibérante, où il ne se trouve des comités pour innover et pour détruire. L'Angleterre, de même que la France, fourmille de gens mécontens du présent et du passé, qui n'approuvent que l'avenir et qui nous mèneraient fort loin, si on se laissait aller à leurs rêves de réorganisation sociale. Dans le cas actuel, au surplus, le vœu du comité, dont on argue, a fait si peu d'impression sur le ministère et les chambres britanniques, qu'on y songe plus que jamais à maintenir les établissemens de l'Australie. Ce qui le prouve, c'est que la prison modèle de Pentonville n'a été créée que dans le but de servir de *discipline d'épreuve*, pour les condamnés à la déportation, les résultats de leur conduite au pénitencier devant déterminer la classification dans laquelle ils seront placés à leur arrivée à Botany-Bay.

Les adversaires des colonies pénales leur reprochent aussi de ne pas constituer un châtiment proportionné à la gravité des crimes qui en rendent passible, et par conséquent d'être, aux yeux de beaucoup de malfaiteurs, plutôt un bienfait qu'une punition. Cette objection est plus spécieuse que solide. Pour mon compte, il me répugnerait infiniment de penser que l'homme qu'on arrache à sa famille, à ses goûts, à ses habitudes, pour le transporter aux limites de la terre et le forcer de s'y livrer aux travaux les plus rudes, ne se croie pas sévèrement puni. Quelque abruti que soit cet homme, le souvenir de ses proches, le regret d'une vie oisive et de désordre, l'impossibilité de satisfaire ses bonnes comme ses mauvaises passions, ne tardent pas à l'assaillir et à le tourmenter. Et puis, il faut avoir quitté nos douces contrées, il faut avoir été incertain d'y revenir un jour, pour sentir combien elles nous sont chères, et combien on doit être malheureux de vivre avec la presque conviction de ne plus les revoir!... Que de marins, que de militaires sont morts, aux époques de la république et de l'empire, en murmurant, comme cet Argien dont parle Virgile, le nom du lieu qui les avait vus naître (1)!... La nostalgie enlevait par centaines les infortunés qui, des pontons d'Angleterre, découvraient en quelque sorte leur patrie, et mouraient désespérés de ne pouvoir y rentrer. Or, si des marins, si des soldats, des prisonniers de guerre ont eu tant à souffrir du séjour forcé sur le sol étranger, à qui persuadera-t-on que les misérables qui vont payer

(1) Qui ne se rappelle ce vers si touchant de l'*Énéide* :

Aspicit, et dulces moriens reminiscitur Argos (liv. 10).

leur peine aux antipodes de leur pays natal , s'y trouveront mieux que dans les bagnes ou les pénitenciers ? Cela n'est ni probable , ni possible , et tout me porte à présumer qu'ils ne négligeront rien pour éviter d'y aller.

On a prétendu encore que la vue des libérés qui reviennent parfois des colonies pénales avec de la fortune ou un certain pécule est moins propre à intimider qu'à inspirer le désir d'être déporté ; mais outre que l'espoir d'arriver à un état d'aisance par le travail et une bonne conduite serait peut-être le meilleur moyen de moraliser un criminel, les cas de ce genre sont si rares , qu'on n'a guère à redouter l'influence qu'on les suppose capables d'exercer sur l'esprit des malfaiteurs.

Il est à remarquer , au surplus , qu'à toutes les époques les nations ont éprouvé le besoin de rejeter leur écume au dehors : Rome exilait ses criminels sur le Danube, sur l'Euphrate et le Pont-Euxin ; l'Angleterre les transporte dans la mer du Sud ; la Russie en Sibérie ; la France a eu aussi un lieu de déportation, et il existe peut-être encore des personnes qui pourraient nous dire par expérience combien le séjour de Sinamary était dangereux pour la santé.

La déportation n'est donc pas un système nouveau. Elle a pour elle la consécration des siècles, et, au lieu de l'adopter ou de la repousser à peu près sans examen , ainsi qu'on le fait maintenant, on devrait s'attacher à l'étudier , à l'approfondir , afin de pouvoir la modifier de manière qu'elle constituât réellement la punition la plus forte après la peine de mort.

Le système adopté par les Russes est trop rigoureux ; le climat de la Sibérie et la nature des travaux imposés aux malheureux qu'on y exile, les conduisent presque tous plus ou moins promptement au tombeau. De sorte que la Russie , tout en ayant l'air de n'appliquer la peine de mort que très-rarement , laisse sous ce rapport bien loin derrière elle les autres pays.

Le système dont l'Angleterre a usé jusqu'ici est évidemment trop doux. Punir ainsi, c'est encourager le crime et non le réprimer.

Voici, d'après un témoin oculaire, comment les choses se passaient, il n'y a pas plus de trois ou quatre ans.

Lorsqu'un *bay-ship* (navire chargé de déportés) était expédié aux établissemens de l'Australie, le capitaine et le chirurgien avaient une prime pour chaque condamné rendu , sans avaries , à sa destination.

Pendant la traversée, les convicts recevaient : le dimanche, à dîner, une livre de roast-beef et une livre de plum-pudding ; le lundi, égale quantité de porc, au milieu d'une purée de pois ; le vendredi, du bœuf, du riz et du plum-pudding ; à la nuit tombante, on versait à chacun d'eux une demi-pinte de vin de Porto.

A l'arrivée du bay-ship, le gouverneur passait en revue les

déportés (1), pour en séparer ceux qui doivent être employés par l'état, c'est-à-dire ceux qui savent un métier.

Ensuite les habitans, parmi lesquels étaient beaucoup de libérés, s'approchaient, faisaient à leur tour un choix, et répondaient des individus qu'ils prenaient à leur service.

Les condamnés qui ne trouvaient pas de caution, étaient dirigés sur Paramatta.

Les hommes non mariés qui s'unissaient à des femmes prises parmi les condamnées, devenaient par ce fait seul libres et recevaient le nom de *légitimés*.

Ceux qui, bien que n'étant pas mariés, ne se souciaient pas de le devenir, obtenaient facilement, malgré cela, des lettres d'affranchissement (*tickets of leave*). Toutefois on n'en accordait aux condamnés à vie qu'après huit ans ; aux condamnes à quatorze ans, qu'après six.

Les convicts résidant à Sidney qui refusaient de travailler étaient envoyés par punition à Paramatta. S'ils persistaient, on les dirigeait de Paramatta sur George's-River, et, en cas de non amendement, de George's River sur Windsor. Après, quoi s'ils continuaient à ne vouloir pas travailler, ou s'ils se révoltaient, on leur mettait un collier de fer au cou, et on les descendait dans les mines de Coal-River. (Ce sont des mines de houille.)

A l'expiration de la peine, les condamnés pouvaient retourner, mais à leurs frais, dans la mère-patrie.

Ceux qui restaient obtenaient chacun une concession en terre et des vivres pour dix-huit mois ; s'ils étaient mariés, l'indemnité était beaucoup plus forte.

Aujourd'hui, dit-on, ce système a subi quelques modifications, et, s'il faut en croire la *Revue Britannique*, les Anglais règlent en ce moment la position des condamnés qu'ils transportent à la Nouvelle-Galles ou à la terre de Van-Diemen, suivant la conduite qu'ils ont tenue depuis leur condamnation. Si elle a été bonne, on leur délivre en arrivant un permis équivalant à leur liberté, avec la certitude de pouvoir par leur industrie se procurer d'amples moyens d'existence ; si elle a été médiocre, ils reçoivent simplement une passe d'épreuve, qui leur assurera seulement une portion limitée des fruits de leurs travaux, et qui mettra de dures restrictions à leur liberté personnelle ; si elle a été mauvaise, on les envoie à la presqu'île de Tasman, pour y travailler comme de vils esclaves, dans une bande de forçats, sans recueillir aucun fruit de leurs labeurs et sans jouir d'aucune liberté.

_____

(1) Les déportés sont en général jeunes, ou dans la force de l'âge. Pour être envoyé, en effet, à la Nouvelle-Galles, il faut avoir, les hommes, moins de cinquante ans, les femmes, moins de quarante-cinq.

Cette manière de procéder se concilie mieux sans doute avec la destination de la prison de Pentonville, où les condamnés à la déportation devront désormais passer dix-huit mois avant d'aller en Australie. Toutefois, elle ne me paraît ni suffisamment répressive, ni proportionnée à la gravité de certains crimes. Il est utile, sans contredit, d'établir des catégories parmi les déportés; mais je voudrais qu'ils fussent tous soumis de prime-abord au régime de la dernière de celles que les Anglais admettent et dont je viens de parler; plus tard, une bonne conduite ferait passer à la seconde; on n'arriverait à la première qu'au bout de trois ou quatre ans, c'est-à-dire après un temps d'épreuves suffisant pour que l'administration coloniale pût avoir de très-fortes raisons de penser que le prisonnier qu'on va rendre presque à la liberté, se montrera digne d'une si haute faveur.

Voilà, selon moi, comment la peine de la déportation devrait être conçue et appliquée; on n'aurait pas à craindre alors qu'elle parût, aux uns *une vaine menace*, aux autres *un véritable bienfait*. Chacun, au contraire, en prendrait ombrage; on aurait en horreur ces lieux néfastes, où l'on ne trouverait que des geôliers, des châtimens, des privations de toute espèce, et pour unique consolation des travaux aussi stériles que rudes et dégoûtans.

Rien ne devrait donc s'opposer à l'introduction de la peine de la déportation civile dans notre législation. Si quelque chose du moins pouvait y mettre obstacle, ce ne serait pas la dépense, car il est démontré que les condamnés que l'Angleterre envoie dans les colonies pénales ne lui coûtent pas, à beaucoup près, autant que ceux qui restent dans le royaume.

Depuis 1788 jusqu'à la fin de 1821, elle a dépensé, pour 33,155 criminels, 5,301,023 livres sterling, soit 127,225,000 francs. Ce même nombre d'hommes aurait coûté deux ou trois fois plus dans les prisons de l'état.

On assure, il est vrai, que le transport des condamnés dans la Nouvelle-Galles revient maintenant à 12,200,000 francs. par an; mais cette augmentation de frais provient en grande partie de la multiplication des crimes qui va incontestablement toujours croissant en Angleterre.

On a calculé d'ailleurs que la moyenne des dépenses pour les déportés est actuellement de 28 livres sterling par an, tandis que les condamnés ordinaires coûtent par an également :

Sur les pontons....	33 livres sterling.	
A Milbank..........	53 —	
A Londres.	41 —	Moyenne, 38 livres.
A Bridwell.........	42 —	
A Worcester.	28 —	

D'après ces calculs, il y aurait eu pour l'Angleterre, depuis le

jour de la mise en pratique du système de la déportation, en réca-
pitulant le nombre des individus qui ont été déportés, une économie de 11 millions sterling, soit 275 millions de francs.

C'est à tort, on le voit, qu'on exciperait de la dépense pour s'opposer à l'adoption de la déportation civile, et puis un grand peuple
ne saurait être arrêté par une pareille considération. Si les colonies pénales sont utiles, il faut s'en procurer. Une seule raison
pourrait nous en empêcher : ce serait le manque d'un pays convenable pour y créer un établissement de cette nature ; mais, si on le
voulait bien, on trouverait, soit à Madagascar, soit dans l'Australie,
quelque coin de terre à acheter ou à conquérir. Les Anglais l'ont
fait, pourquoi ne le ferions-nous pas ?

Passons maintenant à la réclusion cellulaire pendant la nuit, avec
travail en commun pendant le jour, sans l'obligation de garder le
silence.

Je propose, comme on sait, d'appliquer ce genre de peine à tous
les délits et crimes qui n'entraînent que la détention. Le meilleur et
même l'unique moyen de rendre son application conforme aux
besoins de la société et de la morale, serait de diviser les condamnés de cette catégorie en trois autres, qui comprendraient, la première les hommes, la seconde les femmes, la troisième les enfans,
et qui auraient chacune un local séparé. Chacune d'elles, en outre,
serait divisée en deux séries, celle des prisonniers pour crimes, et
celle des détenus pour de simples délits, qui, à leur tour, se subdiviseraient en deux autres, celle des récidivistes et celle des prison-
sonniers qui n'ont subi qu'une condamnation.

Cette classification si simple et si naturelle serait déjà un grand
pas de fait vers le but qu'on veut atteindre, car, en séparant les
sexes et les âges, de même que les coutumiers du crime de ceux qui
en sont encore à un premier délit, il est clair qu'on mettrait un
très-grand obstacle à la propagande qui s'opère dans nos prisons
et contre laquelle on a de si justes motifs de s'élever.

Dans cette hypothèse, il est vrai, les récidivistes, c'est-à-dire
ceux dont le contact est supposé devoir être nuisible aux autres (1),
pourraient, par suite de leurs rapports mutuels, se gâter réciproquement, et devenir pires qu'ils n'étaient au moment de leur
condamnation ; mais cela n'aurait pas lieu, à beaucoup près, aussi

_____

(1) On peut m'objecter, je le sais, que ces derniers, jouissant aussi
de la faculté de communiquer librement entre eux, peuvent se mal
trouver de leurs rapports mutuels ; mais si l'on réfléchit que n'ayant
subi qu'une condamnation, il est plus que probable qu'ils n'ont pas
encore pénétré très-avant dans la voie du crime, on m'accordera sans
peine qu'ils ne peuvent guère se nuire réciproquement, et que le dan-
ger véritable pour eux serait d'être journellement en contact avec les
récidivistes.

souvent qu'on le croit généralement, parce que, pendant le jour, les détenus étant surveillés avec vigilance et forcés de se livrer à un travail assidu, n'auraient guère le temps et la faculté de se communiquer leurs pensées. Le plus ordinairement ce n'est que le soir et pendant la nuit que lès prisonniers se content leurs prouesses et s'encouragent à renchérir sur le passé après leur mise en liberté. Or, ici l'isolement individuel leur fermerait efficacement cette voie si large et si funeste de démoralisation. Et puis il ne faut pas trop exiger d'une institution : rien ne sort fini de la main de l'homme, il est en toute chose un degré de perfection qu'on ne doit pas espérer dépasser, et si réellement on obtenait que les récidivistes fussent seuls exposés aux [dangers de la réclusion collective, ce serait encore un fort beau résultat.

Remarquez d'ailleurs que les récidivistes de la catégorie qui nous occupe ne seraient pas, dans le sens strict du mot, de très-grands coupables, puisque leurs fautes ne les auraient rendus passibles que de l'emprisonnement ou de la réclusion.

D'un autre côté, les officiers de la prison verraient plus fréquemment leurs efforts moralisateurs couronnés de succès. La parole de l'aumônier surtout, prononcée du haut d'une chaire, en présence des détenus, réunis par séries distinctes, produirait sur eux un effet bien autrement puissant que la conversation insignifiante et quotidienne qu'il est censé avoir avec chaque prisonnier dans le régime pensylvanien. Elle irait beaucoup plus droit à l'âme chez des hommes pouvant questionner et répondre, que chez des individus observant un mutisme forcé, et qui, à la moindre infraction, reçoivent un châtiment sévère. C'est là ce qui m'a déterminé en partie à ne pas imposer le silence aux détenus. J'ai pensé que, pour les amener au repentir et à la volonté de se corriger, il convenait avant tout de ne pas les astreindre à une obligation très-pénible à remplir, qui les irrite, qui les exaspère, qui les porte, pour s'en affranchir, à user de tous les expédiens que la ruse, la fourberie, une profonde dissimulation, peuvent leur suggérer, et qui en définitive est totalement illusoire, car, comme l'a dit avec raison M. d'Orsel : *L'adoption du silence pour prévenir la contagion est une fiction substituée à la réalité* (1).

J'ajouterai qu'un système pénitentiaire ainsi conçu permettrait aux détenus de se livrer à des travaux plus favorables à leur santé, et qui, au lieu d'être à peu près improductifs comme ceux qu'il est possible d'effectuer dans une cellule, auraient de brillans résultats pécuniaires. Un pénitencier bâti et disposé en vue d'une pareille destination, ne serait pas onéreux à l'état ; loin de là, il lui donnerait au bout d'un certain temps un revenu considérable. On n'a pas assez

(1) Rapport sur la maison pénitentiaire de Perrache à Lyon.

calculé ce qu'un travail de tous les jours et bien dirigé est susceptible de produire. S'il y avait en France quarante ou cinquante prisons de ce genre , elles finiraient par être une source de prospérité pour le trésor. En tous cas , le gouvernement pourrait y établir des ateliers qui lui confectionneraient à très-peu de frais la plupart des objets dont il a besoin, soit pour l'armée , soit pour les améliorations matérielles qu'on a le projet d'accomplir. On ferait de la sorte une économie énorme. Et qu'on ne croie pas que j'exagère ! L'expérience a parlé déjà; seulement si quelque chose a lieu d'étonner , c'est qu'on n'ait pas tenu plus compte de ses leçons.

Il y a environ soixante-dix ans que les états de la Flandre occidentale avaient construit et organisé un pénitencier sur ce modèle , avec de sages réglemens : cellules de nuit, cours spacieuses, ateliers vastes et aérés , chapelle et réfectoires communs.... ; tout cela se trouvait à la maison centrale de Gand. Plus tard, les Français en firent le lieu de reclusion pour six grands départemens.

Savez-vous ce qu'il y avait dans cette maison peuplée d'assassins et de bandits ? Une fonderie avec tout ce qui en dépend ; des forges embrasées, avec enclumes, marteaux, barres de fer , etc ; des charpentiers avec des haches, des tisserands, des tourneurs en métaux et en bois, des tailleurs, des cordonniers, etc. On en vit sortir plus d'une fois des pièces de canon toutes montées. Mais ce qui mérite surtout d'être signalé, c'est qu'il y avait au greffe un registre, et sur ce registre les fabricans belges venaient se faire inscrire pour avoir les prisonniers à leur sortie, et tous n'en recevaient pas, parce qu'il n'y en avait pas assez (1).

Voilà ce qu'on a fait jadis, et ce qu'on devrait faire maintenant. En procédant de la sorte , on aurait de plus l'avantage de procurer des métiers lucratifs aux prisonniers qui n'en ont pas , de les rendre laborieux , de leur donner des habitudes d'ordre , de leur inspirer le désir de bien se conduire. Cela aurait lieu surtout , si leur travail était rétribué, et si on leur accordait des récompenses appropriées à leur condition et à leur état d'amélioration , comme à l'ancien pénitencier de Gand.

Un pareil système, n'en doutez pas, approcherait très-près du but, s'il ne l'atteignait réellement. Il aurait du moins plus d'efficacité que celui de Philadelphie, qui détériore le plus souvent la santé des détenus et n'en a jamais peut-être moralisé un seul. Je dis *un seul*, parce que , ainsi que je l'ai démontré plus haut, les moyens de moralisation qu'on emploie dans les pénitenciers pensylvaniens

(1) Ces deux derniers paragraphes ont été extraits à peu près textuellement d'un article très-remarquable, que le directeur de cette prison sous l'empire a publié cette année dans la *Gazette de France* (numéro du 29 avril 1844).

sont illusoires, et que les prisonniers qui en sortent améliorés le doivent pour l'ordinaire à une autre cause. Quels sont, en effet, ceux de ces moyens qui auraient opéré chez eux un si heureux changement?

Les visites ? Nous avons vu qu'elles ne peuvent être faites que de loin en loin. Leur durée est si courte, d'ailleurs, que c'est à peine si le visiteur a le temps d'adresser quelques paroles insignifiantes au visité. (Voyez page 3.)

L'instruction morale et religieuse ? J'ai prouvé qu'il y avait à peu près impossibilité de la donner. (Voyez page 3.)

Les bons exemples ? Quand on est seul, entre quatre murailles, et qu'on ne parle aux gens que par le guichet d'une cellule (1), on n'a guère de bons exemples à en recevoir.

Les rapports journaliers avec les bas employés de la prison ? S'il faut en croire M. de Sade, plusieurs directeurs lui auraient dit que la plus mauvaise compagnie qu'on puisse donner à un prisonnier est celle des employés inférieurs (2).

La promenade ? Une promenade solitaire et dans un très-petit espace ne répare pas les forces, ne récrée pas l'esprit ; le détenu qui s'y livre est presque aussi mal que dans sa cellule.

Le régime de Philadelphie, on a beau soutenir le contraire, n'est point moralisateur. Ce qui a été avancé à ce sujet l'a été *à priori*, sans preuve aucune, et ne mérite pas d'être cru.

Il ne faut pas perdre de vue ensuite qu'on a exagéré outre mesure les dangers de la promiscuité, et il est pour moi on ne peut mieux démontré que, sans le délaissement, le mépris, les persécutions qui attendent les libérés dans le monde, la plupart s'estimeraient heureux d'y vivre honnêtement. La véritable cause des récidives, c'est la surveillance, l'une des plus fâcheuses innovations de l'époque contemporaine, et devant laquelle le moyen-âge même avait reculé ; c'est la surveillance si facile à éluder, et qui néanmoins place les libérés dans l'alternative de mourir de faim ou de commettre de nouveaux crimes ; c'est la surveillance, cette peine odieuse et manifestement contraire aux notions les plus vulgaires d'équité et de justice, car ces notions veulent que dès le moment que la société a rendu à l'un de ses membres tout le mal qu'il lui a fait, elle n'a plus de motifs légitimes de le repousser ; c'est la surveillance enfin, contre laquelle on ne saurait trop s'élever, et qui, si elle reste telle qu'on l'exerce actuellement, empêchera le meilleur sys-

---

(1) Je dis par le *guichet*, parce que dans les pénitenciers qui contiendront cinq cents détenus, s'il fallait ouvrir les cellules à chaque visiteur, il n'y aurait pas assez d'employés pour y suffire.

(2) M. de Sade affirme ce fait dans le discours qu'il prononça à la chambre des députés, le 24 avril 1844.

tème pénitentiaire de porter des fruits. Il serait donc extrêmement urgent, sinon de la supprimer, du moins de la modifier de manière que, sans ôter à la police ses moyens d'action sur les libérés, ceux-ci pussent vivre et avoir la faculté de devenir de bons citoyens.

Or, on n'arrivera à ce résultat que tout autant que le gouvernement se décidera à établir des ateliers de travail, où, moyennant un certain pécule, les malheureux qu'une prévention dont il est difficile de se défendre nous détermine à fuir et à délaisser, se féliciteraient d'être admis. Nous avons des ports à améliorer, des routes, des canaux à entretenir : on pourrait les y employer. Il y a en France des landes immenses et six cent mille hectares d'étangs et de marais : pourquoi n'entreprendrait-on pas de défricher les unes et de dessécher les autres ? Cette conquête nouvelle, car c'en serait une, s'effectuerait sans effusion de sang; elle doublerait la richesse du pays, et serait pour nous d'autant plus précieuse, que nous aurions la certitude de la conserver, tandis qu'il n'en est pas ainsi de quelques autres, où nous épuisons nos soldats et nos millions à de semblables travaux, et qui, nous étant venues par le sabre, nous échapperont peut-être un jour de la même façon.

Que le gouvernement y réfléchisse bien : ce n'est qu'en procurant du travail aux individus qui sortent de nos maisons de détention qu'il les empêchera de tomber en récidive. Les sociétés de patronage ne sont bonnes qu'à élever et à moraliser des enfans ; pour les adultes elles ne seront jamais qu'une déception, car en supposant que les philantropes qui les composent eussent le loisir et la volonté de s'occuper sérieusement de l'objet de leur association, les ressources matérielles dont ils disposeraient à cet effet seraient trop restreintes pour qu'ils pussent venir efficacement au secours de cette multitude de malfaiteurs, qui, après avoir payé leur peine, rentrent dans la société.

Il n'y a pour cela, quoi qu'on en dise, que les ateliers de travail, l'amélioration des ports, l'entretien des routes et des canaux, le défrichement des landes, le desséchement des marais, etc. Or, le gouvernement seul, par les capitaux considérables qu'il peut y consacrer, a la faculté de recourir à de pareils moyens.

En me résumant donc, le système pénitentiaire que je propose pour les condamnés destinés à rester en France consisterait :

1° Dans la division de ces condamnés en trois catégories, qui comprendraient : la première, les hommes; la seconde, les femmes; la troisième, les enfans, et qui auraient chacune un local séparé ;

2° Dans la division de chacune de ces catégories en deux séries : celle des prisonniers pour crimes, et celle des détenus pour de simples délits, qui, à leur tour, se subdiviseraient en deux autres, celle des récidifs et celle des prisonniers qui n'ont subi qu'une condamnation ;

3° Dans l'assujettissement des prisonniers de chaque série à la réclusion cellulaire de nuit, avec travail en commun pendant le jour, sans l'obligation de garder le silence (1).

Pour mieux assurer le succès de ce système, on y ajouterait, comme dans l'ancien pénitentiaire de Gand :

A. — Les prières du matin et du soir, l'instruction religieuse, les offices et l'enseignement primaire en commun ;

B. — Le travail rétribué, moitié au profit de l'état, en représentation du supplément de nourriture, un quart au profit du prisonnier pendant sa détention, un quart pour être envoyé, à sa sortie, à l'administration de charité de sa commune, qui en surveillerait l'emploi au profit du libéré ;

C. — Des récompenses appropriées à la condition des détenus et à leur état d'amélioration, telles que : emplois rétribués dans les occupations ancillaires de la maison, marques distinctives et même grades subalternes, permission de recevoir des adoucissemens du dehors, etc.

Les détails dans lesquels je viens d'entrer sur les prisons et la surveillance ne concernent évidemment que les adultes et les personnes parvenues à un âge plus avancé. Les enfans devraient être soumis à un régime moins rigoureux. Ce n'est pas qu'il ne leur fût facile de le supporter : ils s'en accommoderaient assurément bien mieux que de celui de la Roquette ; mais les résultats qu'on a obtenus du système semi-agricole, semi-industriel, dans les établissemens pénitentiaires pour les jeunes détenus, fondés, soit par de simples particuliers (2), soit par le gouvernement (3), me porteraient à le préférer à tout autre, et, partant, à l'adopter.

Pour ce qui est des prévenus dont je n'ai pas parlé encore, je pense qu'ils devraient, comme les condamnés, occuper un local à part et être divisés en trois catégories : les accusés de grands crimes, les récidivistes et les prévenus ordinaires. Ces trois catégories, parfaitement distinctes et n'ayant aucun rapport entre elles, auraient pour règle, la première, le *confinement solitary*, tant que le besoin de la cause l'exigerait, et plus tard l'isolement de jour et

(1) Il va sans dire que les prisonniers des diverses séries ne se réuniraient pas pour travailler. Le travail en commun aurait lieu dans chaque série, mais non entre toutes les séries réunies, qui, je le répète, ne devraient avoir aucune relation les unes avec les autres.

(2) Celui de Mettray, fondé par MM. de Labretignières et Demetz ; celui de Bordeaux, par Mgr l'évêque d'Alger ; celui de Marseille, par l'abbé Fissiaux.

(3) Ces établissemens sont au nombre de deux, que le gouvernement a organisés dans deux fermes des départemens de Maine-et-Loire et de l'Aube, à proximité des maisons centrales de Fontevrault et de Clairvaux.

de nuit, tempéré par le travail, les visites, etc.; les deux autres, la réclusion cellulaire pendant la nuit, et la liberté d'aller à volonté dans les préaux pendant le jour (1).

Telles sont les modifications qu'il me semblerait utile d'apporter au régime actuel de nos prisons, et qui, selon moi, répondent le mieux aux exigences d'une bonne législation pénale.

Une bonne législation pénale, en effet, a pour objet d'*intimider*, de *punir* et d'*améliorer* ; or, ces trois conditions se trouveraient suffisamment remplies :

La première et la seconde, par la peine de mort, les rigueurs de la déportation et le mode même d'emprisonnement qui serait usité en France ;

La troisième, de deux manières : l'une, par l'espoir et la possibilité de se créer des moyens d'existence, d'arriver plus ou moins promptement à un état voisin de la liberté, ou de vivre tranquille, après l'expiration de la peine, dans des lieux où les actes antérieurs ne seraient pas une cause de répulsion (déportation) ; l'autre, par la réclusion cellulaire de nuit, les visites, l'instruction religieuse, l'enseignement primaire, et aussi le travail, qui, dans les prisons comme dans les colonies pénales, devant occuper les détenus toute la journée, ne leur laisserait, pour ainsi dire, pas le temps de se corrompre mutuellement (maisons pénitentiaires).

Je ferai remarquer, en outre, que dans ce système les prévenus ne seraient pas exposés à se trouver en contact avec les habitués des bagnes et de nos maisons de détention. Ils en seraient complètement séparés, et nous n'aurions plus la douleur de voir des gens présumés innocens, mêlés à tout ce que nos prisons renferment de plus impur et de plus dangereux, ou souffrir les angoisses que l'encellulement entraîne après lui. D'un autre côté, les trois catégories que j'en ai faites, basées sur la nature des actes qui leur sont imputés, ne permettraient guère qu'ils pussent se gâter réciproquement. Les accusés des grands crimes, en effet, étant soumis au régime de l'isolement absolu, et les prévenus de simples délits n'ayant pas de relations avec les récidivistes, il n'y aurait nécessairement que ceux-ci qui pourraient à la rigueur se nuire et se corrompre.

Il en serait, sous ce rapport, des prévenus comme des condamnés, qui, dans les subdivisions de chacune de leurs catégories, peuvent librement communiquer entre eux pendant le jour ; mais, outre que cette imperfection légère disparaît devant les avantages non équivoques qu'on a pu apprécier plus haut, on ne saurait trop se pénétrer qu'on a considérablement exagéré les dangers de la réclu-

---

(1) J'ajouterai qu'ici comme pour les condamnés, les sexes et les âges devraient être séparés.

sion collective (voyez ce que je dis à cet égard, page 35); et, à ce sujet, je ne puis que répéter : que la promiscuité n'est malheureusement pas l'unique plaie qui mine la société; qu'il y a d'autres causes puissantes de démoralisation (le paupérisme, l'absence de foi religieuse, le relâchement des liens de famille et de l'autorité paternelle, etc.); que la plupart des grands criminels dont les journaux contemporains ont publié l'histoire n'avaient mis les pieds dans aucune prison avant la perpétration des forfaits auxquels ils doivent leur célébrité. Je répéterai, dis-je, qu'on a tort de se tant préoccuper des inconvéniens et des dangers de la réclusion collective ; qu'elle n'est que l'une des causes qui contribuent à entretenir et à augmenter le malaise social, et qu'au lieu de se mettre en si grands frais de répression pour elle, on aurait dû réfléchir que les individus qu'on veut lui soustraire ne constituent qu'une fraction minime de la société, et que celle ci a plus à craindre des dissolvans moraux qui la travaillent en dehors des bagnes et des prisons.

Indépendamment des avantages que je viens d'énumérer, le système pénitentiaire que je propose en possède deux autres, qui sont :

Le premier, de ne pas abandonner le libéré à sa sortie de prison, de lui procurer du travail, c'est-à-dire les moyens de vivre en honnête homme, ou mieux de ne pas tomber en récidive ;

Le second, de permettre aux détenus, chacun dans la subdivision de sa série respective, de se voir, de s'entretenir, de respirer un air pur, et de conserver leur santé au moyen d'un travail convenable, tandis que la règle de Philadelphie tue l'âme, quand elle ne tue pas le corps, et que celle d'Auburn, pour être plus facile à supporter, n'en exerce pas moins une influence fâcheuse sur le physique et le moral des prisonniers.

J'ajouterai que, sous le rapport de la dépense d'entretien, il ne serait nullement onéreux pour l'état ; qu'au contraire il lui donnerait du revenu, et serait même susceptible de devenir plus tard une source de prospérité pour le trésor.

Une seule chose, je l'ai dit déjà, pourrait lui être objectée : ce serait l'impossibilité de se procurer un lieu convenable pour établir une colonie pénale ; mais si le gouvernement le veut bien, il en trouvera. En attendant, au surplus, qu'on y fût parvenu, il y aurait moyen de suppléer jusqu'à un certain point à la déportation, en lui substituant une peine qui consisterait dans la réclusion cellulaire de nuit et dans l'obligation de se livrer pendant le jour, les fers aux pieds, aux travaux pénibles qui sont maintenant imposés aux galériens. De cette manière la loi ne mentirait pas à l'une de ses principales énonciations, et les individus renfermés dans les maisons des travaux forcés effectueraient réellement des travaux de ce genre.

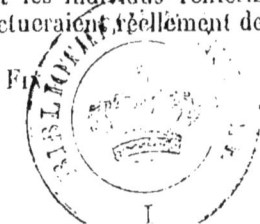

Fi